Marwa Abass
Amal Elshal
Mohamad Hassan

Papel do polimorfismo genético na toxicidade do tramadol em toxicodependentes egípcios

Marwa Abass
Amal Elshal
Mohamad Hassan

Papel do polimorfismo genético na toxicidade do tramadol em toxicodependentes egípcios

ScienciaScripts

Imprint

Any brand names and product names mentioned in this book are subject to trademark, brand or patent protection and are trademarks or registered trademarks of their respective holders. The use of brand names, product names, common names, trade names, product descriptions etc. even without a particular marking in this work is in no way to be construed to mean that such names may be regarded as unrestricted in respect of trademark and brand protection legislation and could thus be used by anyone.

Cover image: www.ingimage.com

This book is a translation from the original published under ISBN 978-3-330-07475-0.

Publisher:
Sciencia Scripts
is a trademark of
Dodo Books Indian Ocean Ltd. and OmniScriptum S.R.L publishing group

120 High Road, East Finchley, London, N2 9ED, United Kingdom
Str. Armeneasca 28/1, office 1, Chisinau MD-2012, Republic of Moldova, Europe
Printed at: see last page
ISBN: 978-620-7-26565-7

Copyright © Marwa Abass, Amal Elshal, Mohamad Hassan
Copyright © 2024 Dodo Books Indian Ocean Ltd. and OmniScriptum S.R.L publishing group

ÍNDICE DE CONTEÚDOS

Resumo

Antecedentes: Uma das mais importantes enzimas metabolizadoras do tramadol é a CYP2D6. O polimorfismo do CYP2D6 conduz a uma atividade enzimática boa, fraca ou nula. Os testes genéticos ajudam a identificar os toxicodependentes de alto risco que podem desenvolver nefrotoxicidade e genotoxicidade, bem como a gerir os toxicodependentes. O objetivo deste estudo é explorar a nefrotoxicidade e a genotoxicidade induzidas pelo tramadol associadas ao polimorfismo do gene CYP2D6.

Métodos: Este estudo incluiu 63 toxicodependentes puros de tramadol do sexo masculino e 78 controlos saudáveis, com idade e sexo correspondentes aos casos. O principal metabolito principal do tramadol, o mono-O-desmetil-tramadol (M1), foi medido como biomarcador de exposição ao tramadol. Foram estimados biomarcadores de nefrotoxicidade, incluindo a integridade da função glomerular; microalbuminúria e integridade da função tubular; a-1-microglobulina e integridade da estrutura tubular; leucina aminopeptidase (LAP) e níveis urinários de lipocalina associada à gelatinase neutrofílica (NGAL). A genotoxicidade foi medida através da avaliação do ensaio do cometa alcalino em linfócitos periféricos. O polimorfismo do gene CYP2D6 foi detectado por reação em cadeia da polimerase em tempo real (RT-PCR).

Resultados: As distribuições dos genótipos CYP2D6 1/M e M/M foram significativamente mais elevadas nos toxicodependentes de tramadol do que nos controlos. Além disso, o genótipo M/M ou o alelo M foi significativamente associado à nefrotoxicidade, mas não à genotoxicidade entre os toxicodependentes de tramadol. Registaram-se aumentos significativos de microalbuminúria, a-1-microglobulina, LAP e NGAL urinário; marcadores de toxicidade renal, nos genótipos homozigóticos M/M e heterozigóticos 1/M seguidos de 1/1 (P<0,001, P=0,001, respetivamente). No entanto, houve um aumento significativo no comprimento da cauda do cometa nos genótipos homozigotos 1/1 e heterozigotos 1/M seguidos de M/M (P<0,001). A análise de regressão logística revelou que a dependência de tramadol e o polimorfismo do gene CYP2D6 foram os principais preditores de nefrotoxicidade e genotoxicidade. Além disso, verificou-se uma diminuição significativa dos níveis dos metabolitos do tramadol no genótipo M/M em comparação com o genótipo 1/1.

Conclusões: O polimorfismo do gene CYP2D6 está associado à suscetibilidade à nefrotoxicidade e à nefrotoxicidade induzidas pelo tramadol, sendo que o genótipo M/M prevaleceu entre os que desenvolveram nefrotoxicidade, mas não genotoxicidade. Recomenda-se a realização de estudos de maior escala para confirmar os resultados anteriores e recomenda-se a realização de testes de genotipagem para a seleção de doentes tratados com tramadol.

Palavras-chave: Polimorfismo do gene CYP2D6; Comprimento da cauda do Cometa; Genotoxicidade; Dependência de Tramadol; Nefrotoxicidade; NGAL; RT-PCR.

CAPÍTULO 1

1. INTRODUÇÃO

Magnitude do problema da dependência do tramadol

Na prática clínica, é muito importante prever o destino de um medicamento num determinado doente e a sua resposta subsequente. É um grande desafio compreender plenamente os factores que levam à variabilidade da farmacocinética e da farmacodinâmica entre indivíduos para os medicamentos, especialmente os que têm um índice terapêutico estreito (Lin, 2007).

O tramadol é um potente agente analgésico opióide sintético, utilizado no tratamento da dor moderada a grave. O mecanismo da sua ação analgésica é complexo. A maioria dos relatórios sugere que a atividade analgésica e outros efeitos clínicos do tramadol resultam de mecanismos opióides e não opióides (Grond e Sablotzki, 2004 e Gillman, 2005).

No Egipto, numerosos relatos de abuso, dependência e overdose de tramadol têm sido fortemente demonstrados nos últimos anos. Os motoristas de táxi tomam-no para se manterem acordados na estrada. Os homens usam-no para melhorar os seus poderes sexuais. Além disso, os convidados de casamentos até os recebem como prendas simbólicas. O tramadol tornou-se a droga recreativa preferida dos egípcios, uma vez que é fornecida a baixo custo, apesar de estar sujeita a receita médica (Akabawi, 2001).

[th]O crescimento do consumo de tramadol acelerou após a revolta da revolução de 25 de janeiro e o subsequente enfraquecimento dos controlos estatais. A droga chegou da Índia e da China. O Egipto é um ponto de trânsito para os produtos farmacêuticos enviados para os países vizinhos. As inspecções aduaneiras foram recentemente reforçadas pelo Presidente Abdel-Fattah al-Sisi. Em 2013, o governo apreendeu 35 milhões de comprimidos que, segundo ele, tinham sido contrabandeados. Os farmacêuticos que forem apanhados a traficar, em teoria, podem ser condenados a longas penas de prisão. O preço do Tramadol aumentou drasticamente, chegando a atingir 1 a 3 dólares por comprimido. "Desde então, um grande número de pessoas procura ajuda para deixar de ser viciado

em tramadol" (www.economist.com).

Estudos anteriores de Soueif et al. (1986) e Soueif et al. (1990) concluíram que 20% dos estudantes egípcios do sexo masculino consumiram drogas e, entre eles, 25% continuaram a consumir, sendo que 5,05% consumiram haxixe, 0,84% consumiram opiáceos, 2,72% consumiram tranquilizantes, 1,79% consumiram estimulantes e 2,26% consumiram hipnóticos. Em 2013, o relatório do Inquérito Nacional indicou que 9,6% dos egípcios consumiram drogas pelo menos uma vez durante a sua vida (Hamdi et al., 2013). Um estudo recente de Bassiony et al. (2015) concluiu que a prevalência do abuso de tramadol entre estudantes do ensino secundário em Zagazig, no Egipto, era de 8,8% e que a idade média de início do consumo de tramadol era de 16,5 ± 1,1 anos. Mais de um terço dos consumidores de tramadol tinham problemas relacionados com a droga e 6% tinham dependência

O abuso de tramadol aumentou drasticamente no Egipto nos últimos anos e conduziu a muitas morbilidades e mortalidades (Abolmaged et al., 2013). Este facto motivou Abbas et al. (2013) a fazer o rastreio do tramadol entre os trabalhadores hospitalares em Zagazig, no Egipto, tendo constatado que cerca de 40% dos empregados de limpeza temporários e 21% dos empregados de limpeza permanentes nos hospitais governamentais de Zagazig consumiam tramadol. O Egipto tem uma das taxas de mortalidade mais elevadas devido a acidentes rodoviários e o abuso de tramadol está associado a 18,7% desses acidentes (Fawzy, 2010), o que obriga o governo a iniciar um programa nacional de rastreio de drogas para condutores de camiões e microautocarros.

Família dos citocromos P450 (CYPs):

Os citocromos P450 (CYPs) constituem a principal família de enzimas que catalisa a biotransformação da maioria dos fármacos e xenobióticos (Zanger, 2008 e Zanger et al., 2008). O CYP450 desempenha um papel fundamental no metabolismo de vários fármacos e toxinas (Zhou, 2009). No ser humano, 57 genes putativamente funcionais e 58 pseudogénios são codificados por vários grupos de genes distribuídos pela maioria dos cromossomas autossómicos (Nelson et al., 2004).

A maioria dos genes humanos está agrupada, de acordo com a sua semelhança de sequência, em 18 famílias e 44 subfamílias (Zanger e Schwab, 2013). Têm funções endógenas específicas, incluindo a biossíntese de hormonas esteróides, prostaglandinas, ácidos biliares e outros (Nebert e Russell, 2002). Apenas cerca de uma dúzia de enzimas pertencentes às famílias CYP 1, 2 e 3 são responsáveis pelo metabolismo da maioria dos fármacos e outros xenobióticos (Zanger e Schwab, 2013).

O gene CYP2D6 e o seu papel no metabolismo do tramadol

O gene CYP2D6 foi identificado em meados da década de 1970 através de observações da resposta em ensaios clínicos do fármaco antiarrítmico esparteína e do fármaco anti-hipertensivo debrisoquina. A maioria dos participantes em estudos clínicos realizados nas décadas de 1970 e 1980 não apresentou efeitos secundários, uma vez que os medicamentos eram rapidamente metabolizados em metabolitos inactivos e excretados na urina. No entanto, uma minoria de participantes registou efeitos secundários, como visão turva, hipotensão e dores de cabeça (Kallio et al., 1988, Inaba et al., 1984, Eichelbaum et al., 1979).

Foram realizados muitos estudos para explorar esta resposta invulgar; os investigadores concluíram que um gene não identificado que influenciava o metabolismo do medicamento era responsável pelas diferenças inter-individuais observadas. O termo polimorfismo de debrisoquina/esparteína foi utilizado para descrever o mecanismo (Gonzalez et al., 1988).

Em meados da década de 1980, Distlerath et al. (1985) purificaram e caracterizaram com êxito duas formas do gene CYP2D6 e identificaram fenótipos CYP2D6 pobres e extensos (normais). Desde então, os desenvolvimentos na farmacogenómica resultaram numa extensa investigação sobre a variabilidade polimórfica do gene CYP2D6, o que levou à classificação de mais dois fenótipos CYP2D6: intermédio e ultrarrápido (Weinshilboum, 2003 e Sistonen et al., 2007).

O número de medicamentos metabolizados principalmente pelo CYP2D6 é muito elevado (15-25%) de todos os medicamentos utilizados clinicamente de todas as classes terapêuticas. Inclui fármacos como antiarrítmicos, antidepressivos tricíclicos e de segunda geração, antipsicóticos, bloqueadores de p, fármacos anticancerígenos e vários analgésicos opióides, incluindo codeína e tramadol, e muitos outros (Zanger et al., 2008). Foram utilizados vários fármacos de teste altamente selectivos para determinar o fenótipo de oxidação de fármacos CYP2D6, incluindo a debrisoquina, o dextrometorfano, o metoprolol, a esparteína e o tramadol (Frank et al., 2007). As biotransformações endógenas incluem a 5-metoxi-indoletilamina O-desmetilase (Yu et al., 2003).

O tramadol é rápida e quase completamente absorvido após administração oral. No fígado, o tramadol sofre um metabolismo extenso e complexo. O tramadol é metabolizado por O - e N-desmetilação e depois por reacções de conjugação para formar conjugados de glucuronídeos e sulfatos. A eliminação do tramadol e dos seus metabolitos faz-se principalmente pelos rins. A O-desmetilação do tramadol no seu principal metabolito analgésico eficaz, o O-desmetiltramadol (M1), é catalisada pelo citocromo P450 (CYP) 2D6 (Pedersen et al., 2005).

O M1 é o principal metabolito do tramadol, bem conhecido pelas suas potentes actividades opióides através da inibição da recaptação de monoaminas (Arjunan et al., 2014). O M1 é 2 a 4 vezes mais potente do que o tramadol (Halling et al., 2008). A N-desmetilação a N-desmetiltramadol (M2) é catalisada pelo CYP2B6 e pelo CYP3A4. M1 e M2 podem depois ser metabolizados em metabolitos secundários, N, N-didesmetiltramadol (M3) e N,O-didesmetiltramadol (M5), e depois em N, N,O-tridesmetiltramadol (M3). No metabolismo de fase II, o O-desmetiltramadol é inactivado por glucuronidação no fígado, principalmente através de UGT2B7 e UGT1A8. Entre todos os seus metabolitos, apenas o O-desmetiltramadol (M1) e, em menor grau, o N,O-didesmetiltramadol (M5), são farmacologicamente activos. O O-desmetiltramadol (M1) tem uma afinidade significativamente mais elevada para os receptores opióides do que o seu parente e é mais potente na produção de analgesia (Gong et al., 2014). A figura seguinte apresenta uma representação esquemática do metabolismo do tramadol nas células hepáticas humanas (figura 1).

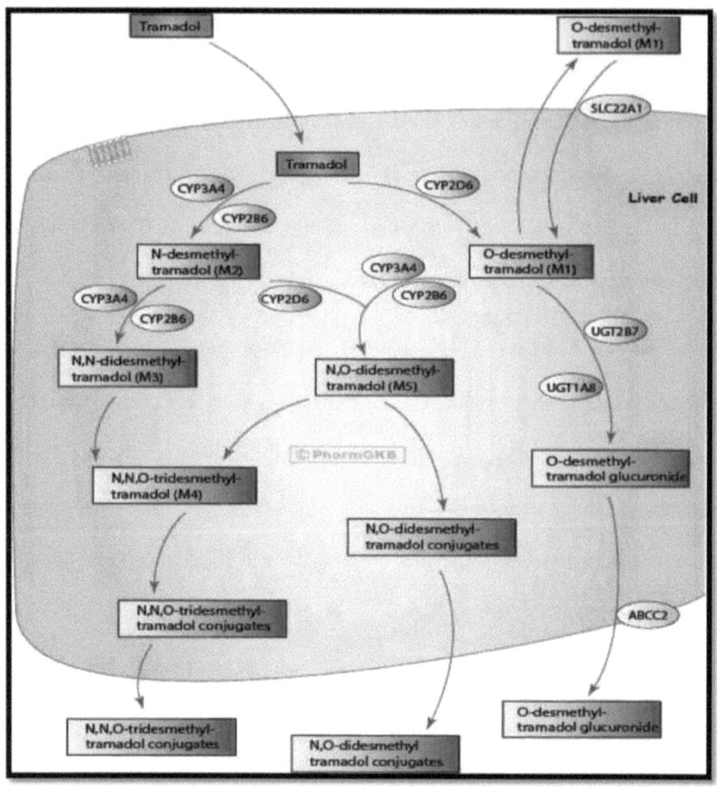

Figura 1: Representação esquemática do metabolismo do tramadol em células hepáticas humanas (Gong et al., 2014).

Nos últimos 60 anos, tem sido estudada a variação genética hereditária nos genes das enzimas metabolizadoras de fármacos e muitos fármacos têm sido investigados quanto à influência da variação genética na biotransformação nas suas utilizações clínicas (Meyer, 2004). Os polimorfismos menores podem afetar a seletividade do substrato ou a indutibilidade das vias metabólicas dos fármacos. O fenótipo de oxidação de fármacos específico do CYP pode ser determinado in vivo utilizando substratos modelo selectivos (Fuhr et al., 2007).

Estão a ser utilizados diferentes termos para os fenótipos farmacocinéticos. Os polimorfismos clássicos dos genes CYP2D6, que foram descobertos pela variação fenotípica que provocam em indivíduos tratados com fármacos, "metabolizador pobre" (PM) refere-se a portadores homozigóticos ou heterozigóticos compostos de alelos com ausência total de função (alelo nulo); o fenótipo "metabolizador extenso" (EM) refere-se ao fenótipo "normal", representando geralmente a maior parte da população; os metabolizadores "intermédios" (IM) são portadores de apenas um alelo normal ou funcionalmente deficiente, o que resulta numa atividade enzimática deficiente; e o fenótipo metabolizador "ultrarrápido" (UM) tem origem em variantes de ganho de função (Zanger e Schwab, 2013).

O impacto clínico do polimorfismo de uma enzima metabolizadora de um fármaco deve ser compreendido no seu contexto farmacológico; as variantes de ganho de função conduzirão a um aumento da depuração e a concentrações mais baixas do fármaco e as variantes de perda de função conduzirão a uma redução da depuração e a concentrações plasmáticas mais elevadas. Se o fármaco for farmacologicamente ativo, isto resulta num aumento e diminuição do efeito do fármaco, respetivamente, e potencialmente em toxicidade relacionada com o fármaco devido a sobredosagem. Se o fármaco for metabolicamente ativado (pró-fármaco), é de esperar o contrário, devendo ser considerada a atividade farmacológica ou a toxicidade do(s) metabolito(s) (Zanger e Schwab, 2013).

Vários aspectos das propriedades toxicocinéticas do tramadol não são claramente compreendidos, especialmente a relação entre os polimorfismos do gene CYPP2D6 e a toxicidade do tramadol. O CYP2D6 altamente polimórfico desempenha um papel importante na determinação da farmacocinética do tramadol e na previsão dos seus efeitos adversos (Gan et al., 2007).

O genótipo do CYP2D6 determina o nível de atividade da enzima ("fenótipo"). Os indivíduos podem ser portadores de dois alelos funcionais de tipo selvagem ou de um alelo funcional de tipo selvagem. Os diferentes genótipos do CYP2D6 podem ser zero (metabolizador fraco), um (indivíduo heterozigótico (HZ)/metabolizador intermédio), dois (metabolizador extenso) e três genes activos (metabolizador ultrarrápido). Os efeitos clínicos do genótipo do metabolizador pobre CYP2D6 na farmacocinética do tramadol foram registados em voluntários saudáveis e toxicodependentes (Stamer et al., 2007).

Os toxicodependentes de tramadol com metabolizadores ultra-rápidos do CYP2D6 correm um risco elevado de efeitos adversos ou mesmo de intoxicação. A deteção de variantes genéticas ajuda a identificar os toxicodependentes de alto risco que podem desenvolver toxicidade, bem como a gerir os toxicodependentes (Bressolle et al., 2009).

Toxicidade do tramadol:

Os efeitos tóxicos do tramadol devem ser tidos em conta durante a terapêutica a longo prazo, especialmente em doses elevadas (Watson et al., 2004). Os rins são órgãos do corpo altamente essenciais para desempenhar várias funções importantes, incluindo a manutenção da homeostase, do volume sanguíneo adequado e do equilíbrio iónico. Desempenha um papel muito importante na regulação do ambiente extracelular, como a desintoxicação e a excreção de metabolitos tóxicos e medicamentos (Kim e Moon, 2012).

Nefrotoxicidade induzida pelo tramadol

Devido a estas funções, é considerado um dos principais órgãos-alvo de muitos tóxicos perigosos. A nefrotoxicidade é definida como uma diminuição da excreção renal devida a substâncias químicas ou medicamentos tóxicos (Finn e Porter, 2003). Aproximadamente 20% da nefrotoxicidade é induzida por fármacos, com um risco acrescido nos idosos de até 66% à medida que a idade média aumenta. Muitos fármacos, como a quimioterapia e os medicamentos anticancerígenos, têm sido de uso limitado devido à nefrotoxicidade (Kim e Moon, 2012).

O rim é um dos principais alvos da maioria das toxicidades das substâncias de abuso. A maioria destas substâncias ou dos seus metabolitos é excretada através dos rins, o que faz com que as complicações renais sejam muito frequentes. Estas incluem uma vasta gama de doenças glomerulares e tubulo-intersticiais. Os danos podem ser agudos e reversíveis ou crónicos e podem conduzir a uma insuficiência renal terminal. O envolvimento dos rins devido ao abuso de drogas é causado pela sua eliminação através dos rins ou por um efeito nefrotóxico direto (Pantelias e Grapsa, 2011).

Existem diferentes mecanismos de nefrotoxicidade que incluem alterações na hemodinâmica glomerular, toxicidade das células tubulares, inflamação, nefropatia por cristais, rabdomiólise e microangiopatia trombótica (Ferguson et al., 2008).

Um dos mecanismos mais comuns de nefrotoxicidade é a lesão das células tubulares. Uma vez que os túbulos renais, especialmente as células dos túbulos proximais, estão expostos aos fármacos no processo de concentração e reabsorção através do glomérulo, são grandemente influenciados pela toxicidade dos fármacos. A citotoxicidade ocorre devido à lesão das mitocôndrias nos túbulos, à perturbação do sistema de transporte tubular e ao aumento da produção de radicais livres por stress oxidativo (Markowitz e Perazella, 2005)...

Os fármacos nefrotóxicos induzem geralmente uma inflamação no glomérulo, nos túbulos proximais e na matriz celular circundante, seguida de fibrose do tecido renal. A inflamação que prejudica as funções renais normais inclui glomerulonefrite, nefrite intersticial aguda e crónica. Foi demonstrado que a glomerulonefrite está intimamente relacionada com a proteinúria. Na nefrite intersticial crónica, a deteção precoce é muito importante porque é difícil de diagnosticar até que a maior parte das funções renais esteja destruída (Prezella, 2005).

A necrose tubular aguda pode ser induzida por rabdomiólise. Nesta situação, as fibras musculares são destruídas e libertadas na corrente sanguínea. À medida que as células musculares renais se desintegram devido a danos no tecido muscular, a mioglobina e a creatina quinase sérica são libertadas para o sangue. A mioglobina libertada degrada-se e induz necrose tubular aguda ou insuficiência renal. As substâncias de abuso são uma etiologia comum para estas situações (Coco e Klasner, 2004).

Está bem documentado que os opiáceos, como a morfina e a heroína, produzem lesões renais. A dependência da morfina pode causar insuficiência renal crónica progressiva e degeneração das células epiteliais tubulares. A sobredosagem aguda de morfina aumenta o stress oxidativo nas células epiteliais renais, o que conduz a lesões renais. Está também provado que o abuso de heroína está associado a várias complicações renais. A dependência da cocaína pode causar fibrose intersticial, aterogénese renal, glomerulosclerose, enfarte renal, desequilíbrio eletrolítico, insuficiência renal aguda e infeção do trato urinário. O papel patológico do consumo de cigarros nas lesões renais tem sido estudado. A exposição crónica à nicotina aumenta o stress oxidativo nas células renais em modelos animais. A administração de cafeína está associada à rabdomiólise que conduz a lesões tubulares renais. A toxicidade aguda do álcool pode induzir uma insuficiência renal aguda. O consumo crónico de álcool pode comprometer a função renal, uma vez que reduz a função renal. O consumo de álcool é um provável fator de risco para a doença renal em fase terminal (Singh et al., 2013).

Estudos anteriores demonstraram que a administração de opiáceos exógenos causava doenças renais. Estudos clínicos sugerem que os toxicodependentes de morfina correm um risco acrescido de doença renal progressiva em fase terminal (Baldwin et al., 1993).

A morfina é metabolizada pelo fígado em morfina-3-glucuronídeo, morfina-6-glucuronídeo e normorfina, todos eles excretados pela urina. No entanto, na insuficiência renal, a morfina e os seus metabolitos acumulam-se no fluido corporal e resultam em depressão respiratória (Dean, 2004).

A sobredosagem de morfina produz rabdomiólise que, por sua vez, causa lesão tubular renal aguda e insuficiência renal. As investigações laboratoriais nestes doentes revelaram uma atividade elevada da creatina quinase, um aumento da concentração de mioglobina na urina e um aumento da creatinina plasmática (Shen et al., 1999).

A administração de morfina está associada a uma insuficiência renal reversível em bebés prematuros; foi demonstrado que os bebés desenvolvem oligúria com um nível muito elevado de creatinina sérica nas 24 horas seguintes à administração de morfina. A interrupção da morfina resulta numa resolução rápida e completa do problema (Bengtsson et al., 2003). Weber e os seus colaboradores (2008) examinaram o efeito da administração crónica de morfina em animais experimentais e registaram um aumento do peso dos rins e do volume glomerular em ratos C57/BL6

WT.

Os consumidores de heroína durante alguns meses a 15 anos desenvolvem hipertensão e vários graus de insuficiência renal, proteinúria, glomeruloesclerose e anomalias urinárias. A esclerose global, segmentar ou mesangial; o espessamento da membrana basal glomerular; e o abandono do processo podal das células epiteliais também foram demonstrados nestes doentes (Jaffe e Kimmel, 2006).

Um dos primeiros relatórios sobre a nefrotoxicidade induzida pela heroína é o de Grishaman e colaboradores (1976), que descrevem a proliferação mesangial, a glomerulonefrite membranoproliferativa, as disproteinemias e a nefropatia diabética em consumidores de heroína com doença renal. Há evidências de que a nefropatia está relacionada com factores demográficos, socioeconómicos ou genéticos dos consumidores de heroína. A esclerose glomerular segmentar focal (GESF) é mais predominante nos indivíduos de raça negra e a nefrite glomerular proliferativa memberano é mais predominante nos indivíduos de raça branca. Grishman e colaboradores concluíram que a síndrome nefrótica dos toxicodependentes de heroína está sobretudo associada à GESF e, ocasionalmente, à doença de alteração mínima ou à esclerose global focal. A overdose de heroína pode induzir rabdomiólise, resultando em mioglobinémia e insuficiência renal. A fisiopatologia da rabdomiólise na dependência de heroína inclui acidose, hipoxia sistémica, compressão muscular e efeitos tóxicos e imunológicos directos da droga (Kumar et al., 1999 e Rice et al., 2000).

Está demonstrado que os toxicodependentes de heroína desenvolvem uma síndrome compartimental bilateral grave, complicada por rabdomiólise e insuficiência renal (Abdullah et al., 2006). Nos últimos anos, um relato de caso sugeriu que uma única exposição à heroína também pode levar ao desenvolvimento de rabdomiólise e lesão renal aguda que requer diálise. As complicações renais associadas à heroína podem ser consequência de uma reação imunológica/hipersensibilidade ou de um efeito miotóxico direto (Gupta et al., 2011). A amiloidose renal é um diagnóstico importante em toxicodependentes de heroína com proteinúria e síndrome nefrótica (Manner et al., 2009).

O tramadol e os seus metabolitos são excretados através dos rins, pelo que o rim é considerado o principal órgão-alvo da toxicidade do tramadol (Janssen-Ortho, 2005). Embora a disfunção renal manifesta induzida pelo tramadol seja pouco frequente em termos clínicos (Wang et al., 2009), foram notificadas disfunções hepáticas e renais durante o uso crónico de tramadol em animais experimentais (Atici et al., 2005). Os metabolitos dos fármacos e os tóxicos excretados pelos rins podem causar danos celulares que conduzem à disfunção renal (Koyner et al., 2012). A Figura 2 resume os diferentes mecanismos de nefrotoxicidade induzida por opiáceos (Mallappallil et al., 2017).

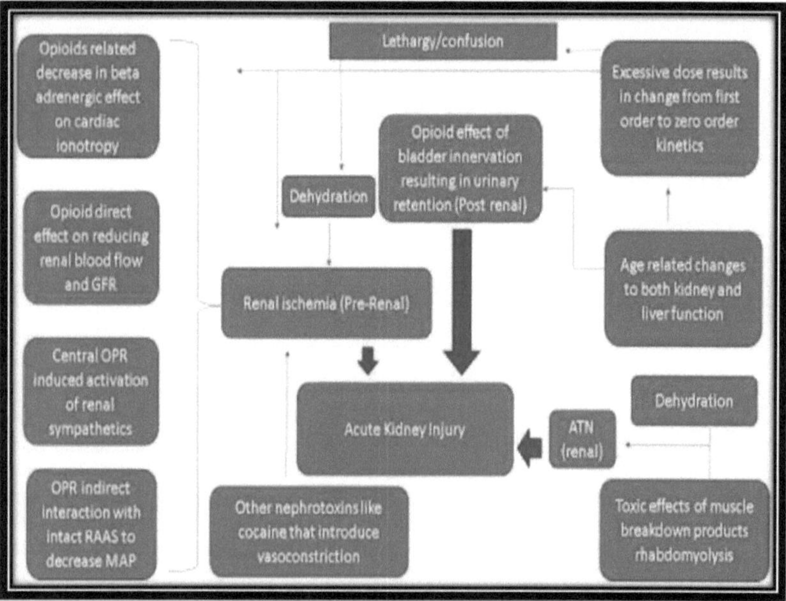

Figura 2: Mecanismo da insuficiência renal relacionada com opiáceos: pré-renal, necrose tubular aguda e insuficiência pós-renal. TFG: taxa de filtração glomerular; PAM: pressão arterial média; OPR: receptores de péptidos opióides; SRAA: sistema renina-angiotensina-aldosterona; NTA: necrose tubular aguda.

Biomarcadores de nefrotoxicidade:

A nefrotoxicidade pode ser diagnosticada através de uma grande variedade de testes bioquímicos sanguíneos. A avaliação da nefrotoxicidade inclui as medições do azoto ureico no sangue (BUN), a concentração de creatinina sérica, a taxa de filtração glomerular e a depuração da creatinina. No entanto, estes parâmetros ficam comprometidos quando a maior parte da função renal está danificada, o que os torna pouco sensíveis e específicos, pelo que o diagnóstico e o tratamento são frequentemente retardados (Rached et al., 2008). No entanto, para um melhor prognóstico da nefrotoxicidade, justifica-se a utilização de biomarcadores que possam detetar a disfunção renal numa fase precoce.

Os biomarcadores são biomoléculas que podem mostrar a relação entre as substâncias tóxicas exógenas e o insulto renal. Permitem aos investigadores detetar precocemente os danos causados pela exposição a substâncias tóxicas exógenas e fornecer uma perspetiva do mecanismo dos efeitos adversos dessas substâncias tóxicas (Finn e Porter, 2003). Os biomarcadores podem ser detectados no sangue ou na urina, sendo a urina considerada uma amostra eficaz por ser não invasiva e fácil de obter em quantidades consideráveis (Shao *et al.*, 2011).

Foram identificados muitos biomarcadores para a avaliação da nefrotoxicidade. Embora alguns deles não apresentem a especificidade e a sensibilidade dos biomarcadores, vários candidatos promissores foram comprovados para o diagnóstico da nefrotoxicidade. Os biomarcadores contribuem significativamente para o desenvolvimento de novos medicamentos porque facilitam o processo de avaliação da toxicidade dos medicamentos. O diagnóstico precoce da nefrotoxicidade induzida por medicamentos será de grande importância, uma vez que reduzirá as perdas de custos económicos durante a avaliação do risco de novos medicamentos. Por conseguinte, aumentou a necessidade de desenvolver biomarcadores sensíveis e selectivos para a nefrotoxicidade (Kim e Moon, 2012).

Vários parâmetros urinários, como a lipocalina associada à gelatinase de neutrófilos, a microalbuminúria, a a-1-microglobulina e a leucina aminopeptidase urinária, revelaram-se úteis para avaliar a integridade funcional e a integridade estrutural dos glomérulos e dos túbulos proximais (El-Safty et al., 2015).

As células epiteliais tubulares renais formam monocamadas de células diferenciadas e polarizadas e formam junções estreitas. As células exibem na sua superfície apical elevadas actividades das enzimas da membrana da borda em escova renal y-glutamiltranspeptidase (y GT), fosfatase alcalina (AP) e leucina-aminopeptidase (LAP). Estas enzimas desempenham um papel essencial na utilização e reabsorção de péptidos, polissacáridos e outras moléculas, dividindo-os em compostos reabsorvíveis. O desprendimento da membrana epitelial tubular e a presença de proteínas em excesso podem ocorrer antes da lesão histopatológica, o que os torna marcadores precoces úteis de lesão renal (Donohoe et al., 1987, Mondorf et al., 1981, Scherberich et al., 1984 e Venkatachalam et al., 1981).

A. Lipocalina associada à gelatinase de neutrófilos (NGAL):

Estudos em animais revelaram que a NGAL é uma das proteínas mais precoces e mais fortemente induzidas no rim após uma lesão renal aguda (LRA) isquémica ou nefrotóxica. Além disso, a proteína NGAL é facilmente detectada no sangue e na urina logo após a LRA em estudos com animais (Devarajan, 2008).

Hirsch et al. (2007) concluíram que tanto a NGAL na urina como no plasma previam a nefropatia induzida por contraste nas 2 horas seguintes à administração do contraste. Além disso, na doença renal crónica (DRC), há cada vez mais provas que sugerem que a NGAL é também um marcador da doença e da gravidade dos rins. Foi demonstrado que as concentrações plasmáticas de NGAL estavam inversamente associadas à TFG em doentes que sofriam de DRC secundária a displasia renal, uropatia obstrutiva e doenças glomerulares e quísticas (Mitsnefes et al., 2007).

B. Microalbuminúria

Normalmente, a albumina é filtrada pelos glomérulos em quantidades pequenas mas significativas, cerca de 1 a 2 mg/min (~ 2 g/d), mas (99%) da albumina filtrada é reabsorvida e degradada pelo túbulo proximal, deixando menos de 5 pg/min (7 mg/d) para ser excretada.

Em estados patológicos, os glomérulos podem tornar-se cada vez mais permeáveis à albumina circulante devido a perturbações na função das células endoteliais, a anomalias da membrana basal ou a perturbações dos podócitos (Haraldsson et al., 2008). Muitos estudos epidemiológicos anteriores de grande dimensão mostraram que a microalbuminúria tem sido consistentemente associada a uma maior probabilidade de progressão da DRC para fases mais avançadas ou mesmo para a doença renal terminal (James et al., 2010; Hallen et al., 2009 e Hemmelgarn et al., 2010).

Genotoxicidade induzida pelo Tramadol

A genotoxicidade é definida como a capacidade de os agentes químicos induzirem danos no material genético das células, causando mutações, que podem conduzir ao cancro. A genotoxicidade é frequentemente confundida com a mutagenicidade; todos os agentes mutagénicos são genotóxicos, ao passo que nem todas as substâncias genotóxicas são mutagénicas. As mutações podem ocorrer por efeitos directos ou indirectos no ADN: a indução de mutações, a ativação de eventos intempestivos e os danos directos no ADN. As alterações permanentes e hereditárias podem afetar tanto as células somáticas do organismo como as células germinativas para serem transmitidas às gerações futuras. Os mecanismos celulares de correção para evitar a expressão da mutação genotóxica incluem a reparação do ADN ou a apoptose; no entanto, os danos podem nem sempre ser reparados, conduzindo à mutagénese. Os danos no ADN das células expostas aos substratos tóxicos podem apresentar-se sob a forma de quebras de cadeia simples e dupla, perda de reparação por excisão, ligações cruzadas, sítios alcalino-lábeis, mutações pontuais e aberrações cromossómicas estruturais e numéricas. A integridade comprometida do material genético é conhecida por causar cancro (Susmita, 2014).

Os opiáceos estão bem documentados na literatura como sendo as primeiras drogas de abuso identificadas como cancerígenas. Os primeiros estudos citogenéticos sobre os efeitos do LSD desencadearam investigações subsequentes sobre os opiáceos (Irwin e Egozcue, 1967).

As primeiras experiências citogenéticas foram efectuadas com diacetilmorfina (heroína), tendo sido demonstrado que o abuso de heroína estava associado a aberrações cromossómicas. Um estudo inicial de Falek e dos seus colegas (1972), que envolveu comparações entre 16 toxicodependentes de heroína e um grupo de controlo, revelou uma elevação significativa das aberrações cromossómicas em culturas de leucócitos de toxicodependentes de heroína. Quando os toxicodependentes entraram num programa de tratamento de manutenção com metadona (MMTP), os níveis elevados de aberrações cromossómicas persistiram durante três meses e depois diminuíram para níveis de controlo após um ano no MMTP (Falek e Hollingsworth, 1980 a,b).

Resultados semelhantes foram observados por Fischman e seus colaboradores (1977) em animais experimentais (macaco Rhesus). Foi efectuado um importante estudo in vitro em culturas de leucócitos de recém-nascidos de mães heroinodependentes que tomaram MMTP entre 12 horas e 31 dias após o parto. Comparando estes recém-nascidos com os recém-nascidos de controlo, verificou-se que as aberrações cromossómicas eram seis a sete vezes mais elevadas nos recém-nascidos expostos à droga do que nos de controlo (Abrams, 1975).

Resultados semelhantes foram observados por Fischman et al. (1983) e Rschman et al. (1983) em animais experimentais; macacas Rhesus grávidas tratadas com heroína e as suas crias. Observaram uma duplicação do nível de troca de cromátides irmãs (SCE) em relação aos controlos. No entanto, o mecanismo da genotoxicidade induzida pela heroína é complexo, uma vez que, embora possa elevar os níveis de SCE e as aberrações cromossómicas in vivo, não é, por si só, um agente danificador do ADN. Lee e Loh (1975) verificaram que a heroína não se ligava covalentemente ao ADN e não induzia a reparação do ADN nem aumentava a frequência das mutações em muitos testes procarióticos e eucarióticos.

O risco de cancro nos toxicodependentes de heroína é maior do que na população em geral, o que faz com que a heroína seja considerada um agente promotor de cancro. O aumento das taxas de cancro nos toxicodependentes de heroína foi proposto como resultado de diferentes mecanismos, através de metabolitos como a morfina, para além da infeção viral oncogénica nos toxicodependentes de drogas intravenosas e da diminuição da capacidade de resposta imunitária, para além dos danos genéticos resultantes do abuso de heroína (Falek et al., 1991).

No Irão, estudos epidemiológicos indicaram que o consumo de ópio estava associado a cancros do esófago e da urina em seres humanos (Kmet, 1978). Bartsch et al. (1980) verificaram que o resíduo do cachimbo de ópio provocava aumentos dependentes da dose nas mutações de S.typhimurium TA100 e TA98 na presença de ativação microssomal do fígado de rato.

Por outro lado, as amostras de ópio em bruto apresentaram pouca ou nenhuma atividade mutagénica, pelo que os agentes mutagénicos parecem formar-se no cachimbo em resultado da pirólise durante o consumo de ópio. Posteriormente, foi isolada uma variedade de compostos dos pirolisados de ópio e identificados como mutagénicos em testes S.typhimurium TA98. Estes mutagénicos foram implicados como causa de cancros induzidos pelo fumo de ópio (Friesen et al., 1985 e 1987).

O estudo in vivo de Maleek et al. (2015) concluiu que o tramadol sozinho e em combinação com a dactinomicina induziu aumentos significativos nas aberrações cromossómicas e micronúcleos e redução do índice mitótico na medula óssea de ratinhos, em comparação com os grupos de controlo correspondentes. Observaram uma notação interessante, o tratamento com dactinomicina com aumento da dose de tramadol em três doses a cada 8 horas antes e depois da quimioterapia teve os efeitos genotóxicos mais elevados.

Muitas técnicas sofisticadas, incluindo o ensaio de Ames, *in vitro* e *in vivo*
Os testes toxicológicos e o ensaio do cometa foram desenvolvidos para avaliar o potencial dos produtos químicos para causar danos no ADN (Susmita, 2014).

Os ensaios do cometa são um dos testes mais comuns de genotoxicidade (Brendler-Schwaab et al., 2005). A técnica envolve a lise de células utilizando detergentes e sais. O ADN libertado da célula lisada é electroforeseado num gel de agarose em condições de pH neutro. As células que contêm ADN com um maior número de quebras de cadeia dupla migrarão mais rapidamente para o ânodo. Esta técnica é vantajosa na medida em que detecta baixos níveis de danos no ADN, requer apenas um número muito reduzido de células, é mais barata do que muitas técnicas, é fácil de executar e apresenta resultados rapidamente. No entanto, não identifica o mecanismo subjacente ao efeito genotóxico nem o produto químico ou componente químico exato que provoca as quebras (Tice, 2000).

Assim, é importante avaliar a nefrotoxicidade induzida pela dependência de tramadol através da avaliação destes parâmetros urinários e avaliar a geotoxicidade induzida pelo tramadol através da avaliação do ensaio cometa alcalino em toxicodependentes de tramadol. Outro ponto importante é explorar a forma como o polimorfismo do gene CYP 2D6 pode modificar a nefrotoxicidade e a genotoxicidade induzidas pelo tramadol. Embora as frequências dos alelos mutantes do CYP2D6 tenham sido estudadas anteriormente na população egípcia (Ali et al., 2013 e Ibrahim et al., 2015), pouco se sabe sobre a relação entre o polimorfismo do CYP2D6 e a disfunção renal e genotoxicidade induzidas pelo tramadol. Por conseguinte, o objetivo deste estudo foi explorar a possível associação entre a dependência do tramadol e a sua nefrotoxicidade e genotoxicidade induzidas e o polimorfismo do gene CYP2D6.

CAPÍTULO 2

2. Material e métodos

2.1. População do estudo

O presente estudo foi aprovado pelo comité de revisão institucional da Faculdade de Medicina de Zagazig. Este estudo incluiu toxicodependentes de tramadol do sexo masculino, com idades compreendidas entre os 20 e os 50 anos, numa base voluntária, entre os que frequentavam o ambulatório de Psiquiatria dos Hospitais da Universidade de Zagazig para tratamento da toxicodependência, de maio de 2015 a junho de 2016. Temos 66 toxicodependentes puros de tramadol e 78 controlos saudáveis com idade e sexo correspondentes aos casos. Os participantes foram excluídos do estudo se tivessem antecedentes de doença renal, infeção do trato urinário, doença hepática, doença cardíaca, hipertensão, diabetes mellitus e cancro. Foram excluídos do estudo os indivíduos que tiveram uma exposição anterior ou atual a agentes capazes de danificar o rim ou induzir genotoxicidade (metais pesados como o chumbo, o cádmio, solventes orgânicos e radiações,...), ou aqueles que têm um tratamento regular e prolongado com fármacos que afectam o rim ou induzem genotoxicidade (por exemplo, aminoglicosídeos, antivirais, quimioterapia,...). Todos os participantes foram submetidos a uma entrevista através de um questionário concebido para obter dados sociodemográficos (idade, sexo, nível de escolaridade e residência) e dados clínicos, incluindo informações sobre antecedentes médicos, profissionais e familiares e sintomas de dependência.

Os toxicodependentes puros de tramadol foram subdivididos em (30 toxicodependentes sem nefrotoxicidade e 33 casos com nefrotoxicidade) de acordo com os parâmetros de nefrotoxicidade testados, e também subdivididos em (48 toxicodependentes sem genotoxicidade e 18 toxicodependentes com genotoxicidade) de acordo com os resultados do ensaio cometa.

2.2. Amostragem:

2.2.1 Colheita de sangue

Foram colhidas amostras de sangue venoso (5 ml) de todos os indivíduos após um jejum noturno e divididas em três porções: 1 ml de sangue total foi colhido em tubos contendo ácido etileno diamino tetraacético (EDTA) para deteção do polimorfismo do gene CYP2D6 por reação em cadeia da polimerase em tempo real TaqMan (RT-PCR). Foram colhidos mais 2 ml de amostras de sangue em tubos heparinizados e utilizados para a separação de linfócitos para o ensaio cometa alcalino subsequente. O soro foi imediatamente separado da parte restante da amostra e armazenado a -20 °C até à análise.

2.2.2 Colheita de amostras de urina

Cada participante foi instruído a esvaziar a amostra de urina diretamente para um recipiente de plástico esterilizado de 100 ml e, em seguida, centrifugado a 5000 rpm durante 5 minutos, sendo depois recolhido o sobrenadante límpido. 2 ml foram utilizados imediatamente para medir o metabolito do tramadol, as restantes amostras foram armazenadas para análise posterior a -20°C.

2.2.3 Avaliação do metabolito principal urinário do tramadol

O principal metabolito principal do tramadol: mono-O-demetil-tramadol (M1) foi medido na urina. As amostras de urina foram avaliadas utilizando o kit Immune analysis EIA (Immunalysis Corporation, EUA), DRI®. Este kit é um kit de imunoensaio enzimático homogéneo que utiliza anticorpos monoclonais capazes de detetar o mono-O-demetil-tramadol (M1), o principal metabolito do tramadol na urina humana. De acordo com o fabricante dos kits, este método tem uma correlação de 100% com a GC/MS quando são utilizados 200 ng/ml e 50 ng/ml de calibrador de corte.

2.2.4 Avaliação dos biomarcadores urinários da integridade glomerular e tubular

A função glomerular, através da medição da microalbuminúria, foi analisada por TINA QUANT no analisador Cobas 6000 (Roche Diagnostics, EUA). A função tubular proximal foi medida através da medição da a-1- macroglobulina utilizando o kit do método ELISA (Assaypro, EUA), enquanto a integridade estrutural tubular proximal foi medida através da medição das actividades urinárias da leucina aminopeptidase (LAP), pelo kit do método colorimétrico (Randox UK). A ureia foi medida pelo método da urease GLDH. As concentrações de creatinina urinária e sérica foram avaliadas pelo método cinético de Jaffie utilizando o Cobas 6000 (Roche Diagnostics, EUA) de acordo com (Tietz, 1976).

2.2.5 Medição da NGAL urinária

Os níveis de lipocalina associada à gelatinase de neutrófilos (NGAL) A NGAL é produzida no nefrónio distal e a sua síntese é regulada positivamente em resposta à lesão renal. É mais um marcador de lesão do que um marcador funcional. Uma concentração elevada está associada a patologia tubular ativa. É medida na urina utilizando um kit disponível no mercado (MyBioSource , San Diego, CA, EUA) de acordo com as recomendações do fabricante. A NGAL é uma pequena proteína expressa nos epitélios dos túbulos renais. O nível de expressão renal da NGAL aumenta drasticamente após uma lesão renal nas 2 horas seguintes ao insulto, o que a torna um biomarcador precoce e sensível de lesão renal.

O ensaio é um ensaio imuno-sorvente ligado a uma enzima (ELISA) em sanduíche. Os micropoços foram revestidos com um anticorpo monoclonal contra a NGAL humana. A NGAL ligada é detectada com outro anticorpo monoclonal marcado com biotina e o ensaio é desenvolvido com estreptavidina conjugada com peroxidase de rábano (HRP) e um substrato corante. A intensidade da cor é lida a 450 nm num leitor ELISA. A intensidade da cor (absorvância) é uma função da concentração de NGAL originalmente adicionada a cada poço. Os resultados dos calibradores são utilizados para construir uma curva de calibração a partir da qual são lidas as concentrações de NGAL das amostras de teste.

2.2.6 Ensaio de cometa alcalino

O ensaio Comet alcalino (eletroforese em gel de célula única): Foram colhidos 2 ml de amostras de sangue em tubos heparinizados e utilizados para a separação dos linfócitos. Em seguida, os linfócitos foram submetidos ao ensaio cometa, que foi realizado no Animal Venerology Research Institute (El -Haram, Giza, Egipto). As lâminas foram examinadas com uma objetiva de 40x num microscópio de epifluorescência equipado com um filtro de excitação de 515-560 nm. As imagens de 100 células seleccionadas aleatoriamente de cada indivíduo foram analisadas com um sistema automático de análise digital, o software de análise de imagens Comet 5, desenvolvido pela Kinetic Imaging e ligado a uma câmara CCD (Ltd. Liverpool, Reino Unido), para determinar a extensão quantitativa dos danos no ADN das células através da medição do comprimento da migração do ADN, calculada a partir deste programa.

2.2.7 Extração de ADN

O ADN genómico foi extraído do sangue total com EDTA utilizando um método de coluna de centrifugação de acordo com o protocolo (QIAamp Blood Kit; Qiagen GmbH, Hilden, Alemanha) O ADN foi armazenado a -20 °C até ao momento da utilização.

2.2.8 Amplificação do polimorfismo do gene CYP2D6 por PCR em tempo real TaqMan (RT-PCR)

As sequências dos iniciadores e das sondas utilizadas neste estudo são indicadas no quadro 1. Os iniciadores e a sonda para o CYP2D6 foram concebidos utilizando o software Primer Express, versão 1.5 (Applied Biosystems, Foster City, CA). Para o CYP2D6 e a albumina, os iniciadores e as sondas foram utilizados conforme descrito anteriormente por Schaeffeler et al.(2003) e Aarskog e Vedeler (2000). Os iniciadores foram adquiridos à MWG (MWG-Biotech AG, Ebersberg, Alemanha) e as sondas foram obtidas da Applied Biosystems (Foster City, CA). A amplificação por PCR em tempo real foi efectuada com o sistema de deteção de sequências ABI Prism 7700. As reacções de amplificação (25 pl) foram efectuadas em duplicado com 20 ng de ADN modelo, 1X TaqMan universal master mix buffer (Applied Biosystems, Foster City, CA), 300 nM de cada iniciador e 200 nM de cada sonda fluorogénica. A ciclagem térmica foi iniciada com uma incubação de 2 min a 50°C, seguida de um primeiro passo de desnaturação de 10 min a 95°C e, em seguida, de 40 ciclos de 15 seg a 95°C e de 1 min a 60°C. Em cada ensaio, foi registada uma curva padrão e foi incluído um controlo sem ADN. Quantificação relativa dos dados de amplificação do CYP2D6 foram normalizados em relação à albumina como gene de referência interno utilizando o método $2^{-\Delta\Delta Ct}$ (Livak e Schmittgen, 2001).

Tabela 1: Sequências de primers e sondas de PCR para deteção do polimorfismo do gene *CYP2D6*.

Gene	Primers and probes sequences	PCR product size
CYP2D6	F:5'- CTTCACCTCCCTGCTGCAG -3' R:5'- TCACCAGGAAAGCAAAGACA -3' Probe: 5'-FAM-CCGGCCCAGCCACCATGG-TAMRA	89 bp
Albumin	F:5'- TGTTGCATGAGAAAACGCCA-3' R:5'- GTCGCCTGTTCAACCAAGGAT -3' Probe: 5'-FAM-AAGTGACAGAGTCACCAAATGCTGCACAG-TAMRA	72 bp.

2.2.9 Análise estatística

As análises estatísticas foram efectuadas utilizando o Statistical Package for the Social Sciences for Windows (versão 17.0; SPSS Inc., Chicago, IL, EUA). Os resultados para as variáveis contínuas foram expressos através de estatística descritiva (média ± desvio padrão) e foram analisados através do teste "t". As frequências alélicas e genotípicas foram comparadas e analisadas estatisticamente através do teste exato de Fisher e do Odds ratio (OR) com intervalos de confiança de 95% (IC 95%). A conformidade das distribuições genotípicas com o equilíbrio de Hardy-Weinberg (HW) foi avaliada pela análise do qui-quadrado. O teste de análise de variância (ANOVA) de uma via foi efectuado para comparar diferentes parâmetros entre mais de dois grupos. A análise de regressão logística foi utilizada para avaliar a associação entre duas variáveis contínuas. Para todos os testes, um valor de P < 0,05 foi considerados estatisticamente significativos.

CAPÍTULO 3

3. Resultados

3.1. Características sócio-demográficas e clínicas do grupo estudado

Este estudo incluiu 66 toxicodependentes puros de tramadol, 60 (90,9%) do sexo masculino, 54 (81,8%) empregados, 45 (86%) de áreas urbanas, 32 (48,48%) dos quais eram fumadores, como se mostra na Figura 3. Não houve diferença estatisticamente significativa entre a sua idade média (33,4 ± 8,1 anos) e a dos controlos (34,6 ± 7,9 anos). A duração da dependência de tramadol foi de 12,7 ± 5,2 anos (Figura 3). Relativamente à frequência do consumo de tramadol, a maioria (75,75%) consumia tramadol mais de 4 vezes por semana e a idade de início do consumo de tramadol foi de 19,5 ± 1,1 anos. Os sintomas de dependência incluem problemas financeiros (75,75%), falta de concentração (72,72%), ansiedade (54,54%), passividade (53,03%), problemas sociais (45,45%), pensamentos suicidas (45.45%), complicações gastrointestinais (náuseas, vómitos, obstipação, ...) (43,94%), complicações cardíacas (12,12%), complicações neurológicas (tonturas, alucinações, sonhos vívidos, alterações de humor, ...) (6,06%).

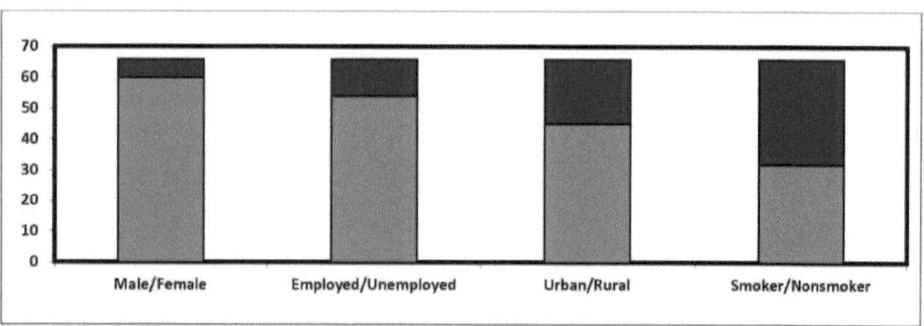

Figura 4: Características sócio-demográficas dos grupos estudados.

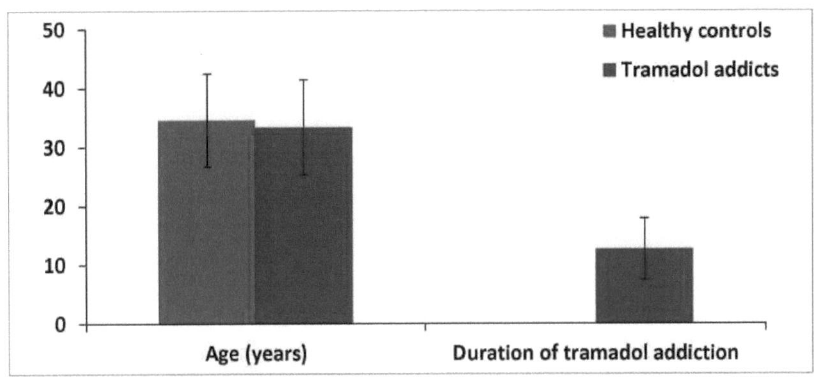

Figura 4: Idade média e tempo de dependência de tramadol dos grupos estudados. 3.2 resultados bioquímicos do grupo estudado

Não encontrámos diferenças significativas entre os dois grupos no que diz respeito à creatinina e à ureia séricas (Fig. 5). A concentração urinária média de mono-O-desmetil-tramadol (M1) nos toxicodependentes de tramadol foi de 285±8,5 (ng/ml). A integridade funcional glomerular estava comprometida, tal como manifestado por uma microalbuminúria significativamente mais elevada nos toxicodependentes de tramadol (75,9±19,8 |ig/mg cr.) em comparação com os controlos saudáveis. A dependência de tramadol afectou a função e as estruturas tubulares. Verificaram-se aumentos significativos na al microglobulina urinária (54,03±3,02 |ig/mg cr.), como marcador da integridade funcional tubular, quando comparada com o controlo (7,09 ±1,18Lig/mg cr.) Os marcadores da integridade da estrutura tubular estavam ambos elevados nos toxicodependentes de tramadol em comparação com o controlo. O LAP urinário médio nos toxicodependentes foi de (15,96±2,33^g/mg cr.) em comparação com os controlos (5,55±0,98^g/mg cr.) e o nível médio de NGAL urinário foi de (36,7±7,9 pg/ml) em comparação com os controlos (11,5±1,7 pg/ml) com (P<0,001 para cada parâmetro) (figura 6). A dependência de tramadol induziu danos no ADN indicados por um aumento significativo elevado (P<0,001) nos valores médios do comprimento da cauda do cometa (11,75±1,56) em comparação com o grupo de controlo (2,03±0,09) (figuras 7 e 8).

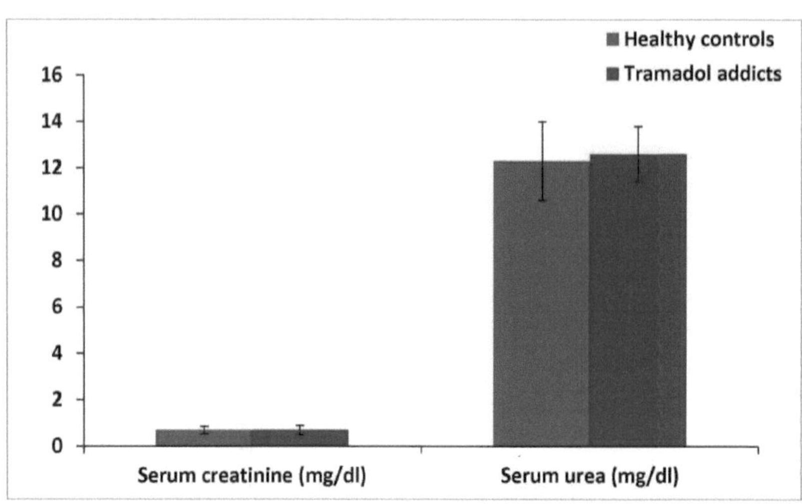

Figura 5: Testes de função renal dos grupos estudados.

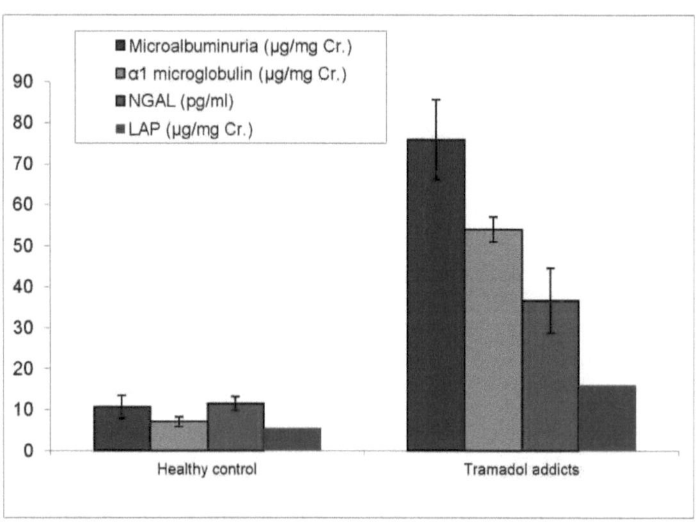

Figura 6: Marcadores de integridade glomerular e tubular dos grupos estudados.

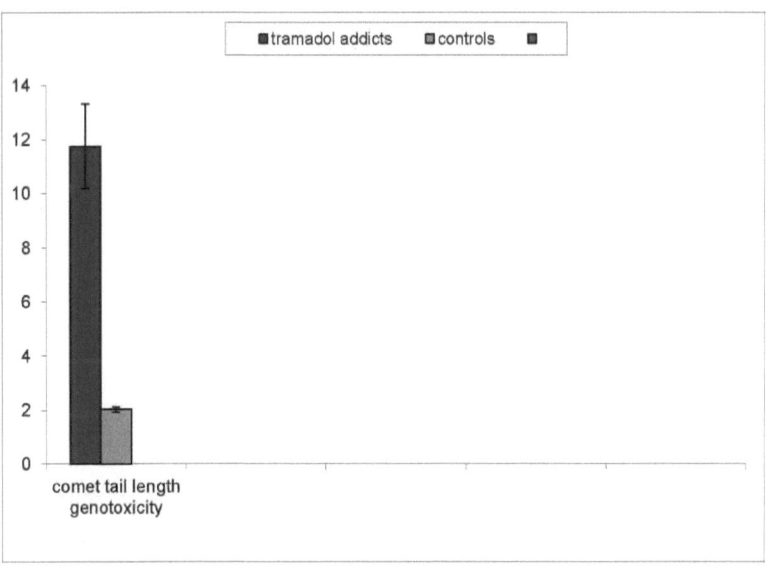

Figura 7: Genotoxicidade por comprimento da cauda do cometa (um) dos grupos estudados.

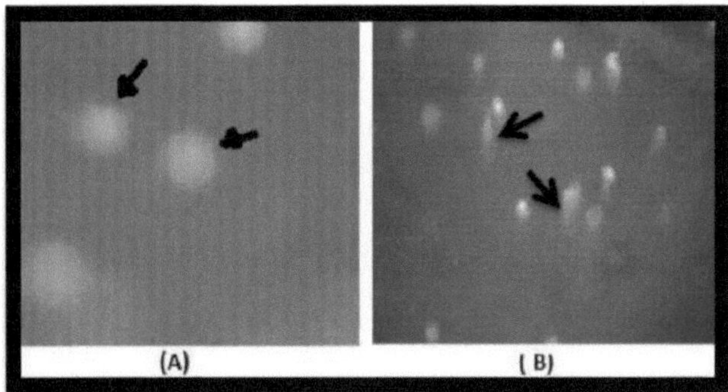

Figura 8: A: Imagem do ensaio cometa mostrando células de controlo. B: Imagem do ensaio cometa de

 Os linfócitos do grupo de toxicodependentes de Tramadol apresentam um aumento do comprimento da cauda.

3.3. Polimorfismo do gene CYP2D6 entre os toxicodependentes de tramadol puro e os controlos saudáveis
Frequências genotípicas e alélicas do polimorfismo do gene CYP2D6 no tramadol

e voluntários saudáveis foram apresentados no Quadro 2. As distribuições dos genótipos

estavam em equilíbrio de Hardy-Weinberg em cada grupo estudado.

Tabela 2: Frequências dos genótipos e alelos *do CYP2D6* em toxicodependentes de tramadol

puro e controlos saudáveis.

CYP2D6 gene	Healthy controls n=78		Pure tramadol addicts n=66		OR(95% CI)	P
	n	(%)	n	(%)		
1/1	56	(71.8)	32	(48.4)		
1/M	18	(23.1)	24	(36.4)	2.3(1.10-4.94)	0.03*
M/M 4/4	4	(5.1)	10	(15.2)	4.4(1.27-15.09)	0.01*
Allele 1	130	(83.3)	88	(66.7)		
Allele M	26	(16.7)	44	(33.3)	2.5(1.43-4.36)	0.001*

1= alelo selvagem; M= alelos mutantes do *CYP2D6*, ou seja, alelos 3, 4 e 5; OR: odds ratio; IC 95%: intervalo de confiança de 95%.

* *P* significativo< 0,05 em comparação com os controlos.

O genótipo selvagem (1/1) do gene CYP2D6 prevaleceu em dois grupos (controlos saudáveis (71,8%); e em toxicodependentes puros de tramadol (48,4%). A frequência do alelo menor (MAF), o alelo M, foi de 16,7% nos controlos e de 33,3% nos toxicodependentes de tramadol. As distribuições dos genótipos 1/M e M/M foram significativamente mais elevadas nos toxicodependentes de tramadol do que nos controlos (1/M: 36,4% vs. 23,1%; M/M: 15,2% vs. 5,1%). O risco de dependência de tramadol foi significativamente mais elevado entre os doentes portadores dos genótipos 1/M e M/M do que entre os portadores do genótipo 1/1 (OR (IC95%): 2,3 (1,10-4,94), P=0,003; OR (IC95%): 4,4(1,27-15,09), P=0,01, respetivamente) ou portadores de pelo menos um alelo M do que entre os doentes portadores do alelo selvagem 1 (OR (IC95%): 2,5 (1,43-4,36), P=0,001).

3.3. Polimorfismo do gene CYP2D6 em toxicodependentes puros de tramadol com ou sem nefrotoxicidade

Analisámos ainda os nossos dados estratificando os toxicodependentes de tramadol de acordo com a presença ou ausência de nefrotoxicidade. Os toxicodependentes de tramadol apresentaram frequências mais elevadas do genótipo CYP2D6 M/M (25% vs. 3,3%) e do alelo M

(44,4% vs. 20%), enquanto o genótipo heterozigótico (M/1) não foi significativamente diferente entre os dois grupos. Foi evidente que a presença do genótipo M/M ou do alelo M foi significativamente associada à nefrotoxicidade entre os toxicodependentes de tramadol (OR (IC95%): 13,15 (1,48116,73), P=0,006; OR (IC95%): 3,20 (1,46-7,02), P=0,003, respetivamente) (Tabela 3). Tabela 3: Frequências dos genótipos e alelos *do CYP2D6* em toxicodependentes puros de tramadol's sem ou com nefrotoxicidade.

CYP2D6 gene	Tramadol addicts without nephrotoxicity *n*=30		Tramadol addicts with nephrotoxicity *n*=36		OR(95% CI)	*P*
	n	(%)	*n*	(%)		
1/1	19	(63.4)	13	(36.1)		
1/M	10	(33.3)	14	(38.9)	2.05(0.70-5.99)	0.19
M/M 4/4	1	(3.3)	9	(25)	13.15(1.48-116.73)	0.006*
Allele 1	48	(80)	40	(55.6)		
Allele M	12	(20)	32	(44.4)	3.20(1.46-7.02)	0.003*

1= alelo selvagem; M= alelos mutantes do *CYP2D6*, ou seja, alelos 3, 4 e 5; OR: odds ratio; IC 95%: intervalo de confiança de 95%.
* *P* significativo < 0,05 em comparação com os casos de toxicodependentes de tramadol sem nefrotoxicidade.

3.4.   Polimorfismo do gene CYP2D6 em toxicodependentes puros de tramadol com ou sem genotoxicidade

Analisámos ainda os nossos dados, estratificando os toxicodependentes de tramadol de acordo com a presença ou ausência de genotoxicidade. O número de toxicodependentes de tramadol com genotoxicidade foi de 18. As frequências do genótipo CYP2D6 1/1 foram (55,56% vs. 45,83%) e do alelo 1 (77,78% vs. 62,5%), enquanto o genótipo heterozigótico (M/1) foi (37,5% v.s. 33,3%). Foi evidente que a presença do alelo M não estava associada à genotoxicidade entre os toxicodependentes de tramadol, sendo que o alelo M foi significativamente mais elevado nos toxicodependentes de tramadol sem genotoxicidade do que naqueles com genotoxicidade (OR (IC95%): 3,75 (1,2-11,68), P=0,04) (Tabela 4).

Quadro 4: Frequências dos genótipos e alelos *do CYP2D6* em toxicodependentes puros de tramadol's sem

ou com genotoxicidade.

CYP2D6 gene	Tramadol addicts without genotoxicity n=48		Tramadol addicts with genotoxicity n=18		OR(95% CI)	*P*
	n	(%)	n	(%)		
1/1	22	(45.83)	10	(55.56)	0.68(0.23-2.01)	0.58[NS]
1/M	18	(37.5)	6	(33.33)	1.2(0.38-3.76)	0.78[NS]
M/M 4/4	8	(16.67)	2	(11.11)	1.6(0.31-8.37)	0.72[NS]
Allele 1	60	(62.5)	28	(77.78)	0.48(0.14-1.67)	0.38[NS]
Allele M	36	(37.5)	8	(22.22)	3.75(1.2-11.68)	0.04*

1= alelo selvagem; M= alelos mutantes do *CYP2D6*, ou seja, alelos 3, 4 e 5; OR: rácio de probabilidades;

IC 95%: intervalo de confiança de 95%.

NS=P não significativo> 0,05 em comparação com os casos de toxicodependentes de tramadol sem genotoxicidade.

**P* significativo < 0,05 em comparação com os casos de toxicodependentes de tramadol sem genotoxicidade.

1.5. Parâmetros clínicos e bioquímicos em toxicodependentes de tramadol entre diferentes genótipos do CYP2D6

Analisámos ainda os parâmetros clínicos e bioquímicos dos toxicodependentes de tramadol entre os diferentes genótipos do CYP2D6 para avaliar o efeito de cada genótipo nestes parâmetros. Não encontrámos quaisquer diferenças significativas nos parâmetros sociodemográficos entre os três genótipos dos toxicodependentes de tramadol (Quadro 4).

Relativamente aos parâmetros de nefrotoxicidade, testámos os testes de função renal (creatinina sérica e azoto ureico no sangue), microalbuminúria, a-1-microglobulina, leucina aminopeptidase urinária e lipocalina associada à gelatinase neutrofílica para avaliar a integridade funcional e a integridade estrutural dos glomérulos e dos túbulos proximais. Não encontrámos diferenças significativas nos testes de função renal entre os três genótipos dos toxicodependentes de tramadol. No entanto, verificou-se um aumento significativo da microalbuminúria, a 1 microglobulina, LAP e NGAL urinária e uma diminuição significativa do nível do metabolito do tramadol, o O-demetil tramadol (M1) nos genótipos homozigóticos M/M e heterozigóticos 1/M seguidos de 1/1 (P<0,001, P<0,001, P<0,001, P=0,001, P<0,001 respetivamente) (Quadro 5). Relativamente à genotoxicidade, verificamos que houve um aumento significativo do comprimento da cauda do cometa e do nível do metabolito do tramadol, O-desmetil tramadol (M1), nos genótipos homozigóticos 1/1 e heterozigóticos 1/M, seguidos de M/M (P<0,001) (Quadro 5).

Quadro 4: Dados sócio-demográficos dos toxicodependentes de tramadol's entre diferentes genótipos *CYP2D6*.

Parameter	Tramadol addicts $n=66$			P
	1/1 $n=32$	1/M $n=24$	M/M $n=10$	
Age (years)	31.1±6.7	33.4±7.1	32.6±7.9 [NS]	0.47 [NS]
Duration of addiction	11.5±5.9	12.6±4.8	10.8±6.9	0.64 [NS]

[NS] Diferença significativa com no *CYP2D6* entre os toxicodependentes de tramadol

Tabela 5:   Parâmetros de nefrotoxicidade e genotoxicidade em viciados em tramadol's entre diferentes genótipos *CYP2D6*.

Parameter			Tramadol addicts n=66			P
			1/1 n=32	1/M n=24	M/M n=10	
Nephrotoxicity Parameters	Kidney Function Tests	Serum creatinine (mg/dl)	0.71 ± 0.24	0.75 ± 0.25	0.76 ± 0.28	0.78[NS]
		Serum urea (mg/dl)	11.4±1.8	11.9±1.6	12.1±1.1	0.37[NS]
	Glomerular Function integrity	Micro albuminuria/U.cr. (µg/mg creatinine)	49.7±13.9	64.9±17.8	75.4±19.1	<0.001*
	Tubular function Integrity	α1 microglobulin/U.cr. (µg/mg creatinine)	35.1±3.1	40.4±2.8	56.05±1.1	<0.001*
	Tubular Structure Integrity	LAP/U.cr. (µg/mg creatinine)	10.8±3.0	13.0±2.5	16.55±2.1	<0.001*
		Urine NGAL(pg/mL)	29.7±10.2	30.2±6.1	38.4±5.3	0.01*
genotoxicity	Comet tail length	Comet tail length (um)	18.05±2.1	12.11±1.6	5.05±1.0	<0.001*
Tramadol Metabolites		Mono-O-demethyl-tramadol (M1)(ng/ml)	381±8.5	241±10.5	101±6.5	<0.001*

NS Diferença significativa com no *CYP2D6* entre os toxicodependentes de tramadol

Diferença significativa com no *CYP2D6* entre os toxicodependentes de tramadol

3.5. Análise de regressão logística para previsão da nefrotoxicidade em toxicodependentes de tramadol e controlos saudáveis

Foram efectuadas análises de regressão logística univariada para clarificar os principais factores de previsão da nefrotoxicidade. O polimorfismo do gene CYP2D6 e a dependência de tramadol foram seleccionados como factores de previsão significativos associados à nefrotoxicidade e à genotoxicidade. Os nossos resultados revelaram que a dependência de tramadol e o polimorfismo do gene CYP2D6 foram preditores significativos de nefrotoxicidade e genotoxicidade (razão de probabilidades: 2,358, P<0,001; razão de probabilidades: 1,987, P=0,001 para a nefrotoxicidade) e (razão de probabilidades: 2,143, P<0,001; razão de probabilidades: 2,054, P=0,002 para a genotoxicidade) (Tabelas 6,7).

Quadro 7: Análise de regressão logística para prever a nefrotoxicidade em toxicodependentes de tramadol e controlos saudáveis

	Unstandardized coefficients		Standardized Coefficients	95% C.I.		t	P value
	β	Standard error	B	Lower Bound	Upper Bound		
Constant	6.45	1.09	----	----	----	4.73	<0.001[*]
Tramadol addiction	0.920	0.18	2.358	1.47	3.79	3.67	<0.001[*]
CYP2D6 gene polymorphism	1.03	0.23	1.987	1.28	2.98	2.98	0.001[*]

[*] Significant difference

Quadro 7: Análise de regressão logística para prever a genotoxicidade em toxicodependentes de tramadol

e controlos saudáveis

	Unstandardized coefficients		Standardized Coefficients	95% C.I.		t	P value
	β	Standar d error	β	Lower Bound	Upper Bound		
Constant	8.63	1.54				5.83	<0.001[*]
Tramadol addiction	0.89	0.14	2.143	1.23	4.08	3.11	<0.001[*]
CYP2D6 gene polymorphism	1.24	0.37	2.054	1.37	3.43	3.78	0.002[*]

[*] Significant difference

CAPÍTULO 4

4. Discussão

Estudos farmacocinéticos demonstraram que o CYP2D6 desempenha um papel importante no metabolismo do tramadol. A variabilidade das propriedades farmacocinéticas do tramadol foi relacionada em parte com o polimorfismo do CYP2D6, o que faz com que seja um tópico atual de investigação compreender a diferença interindividual para ajudar os clínicos a individualizar o tratamento medicamentoso através da seleção de terapias adequadas (Ardakani e Rouini, 2007).

Este estudo destaca a distribuição dos genótipos CYP2D6 entre os toxicodependentes egípcios de tramadol e explora a possível relação entre a nefrotoxicidade e a genotoxicidade induzidas pelo tramadol e o polimorfismo do gene CYP2D6. Dependendo do genótipo de cada toxicodependente, foi encontrada uma associação com a nefrotoxicidade e a genotoxicidade induzidas pelo tramadol.

Muitas doenças renais estão associadas a substâncias de abuso por mecanismos variados. A maioria destas substâncias, ou os seus metabolitos, são excretados através do rim. Algumas substâncias podem ser direta ou indiretamente nefrotóxicas. Estão envolvidos vários mecanismos, como a rabdomiólise, a aterosclerose, a hipotensão, a hipoxia e a acidose (Crowe et al., 2000).

Estudos epidemiológicos mostraram que o abuso de tramadol aumentou recentemente em todo o mundo, incluindo nos Estados Unidos (Spiller et al., 2010, Dare et al., 2011), na China (State Food and Drug Administration, China 2009-2012), no Irão (Nazarzadeh et al., 2014) e no Egipto (Abolmaged et al., 2013).

Um estudo recente realizado por Bassiony e os seus colegas (2015) revelou que a prevalência do consumo de tramadol entre os estudantes do ensino secundário no Egipto era de 8,8%, uma prevalência comparável à dos estudos norte-americanos, que concluíram que 8,2% dos adolescentes tinham consumido indevidamente um medicamento no ano anterior. Um estudo egípcio anterior (Fawzy, 2010) indicou que a prevalência de overdose de tramadol entre crianças e adolescentes que se apresentaram nos serviços de urgência era de 32,1%. Estes resultados confirmam a utilização generalizada de tramadol entre os adolescentes no Egipto.

A generalização do consumo de tramadol deve-se à sua disponibilidade sem receita médica, à facilidade de contrabando ilegal e aos seus preços baixos (Fawzy, 2010). A perceção social de muitas pessoas sobre o tramadol é que é mais seguro, uma vez que está a ser prescrito. Outras crenças incluem: é mais fácil de esconder, os efeitos duram mais tempo e é menos provável que se metam em sarilhos se forem apanhados. Além disso, as pessoas que têm trabalhos duros recorrem frequentemente ao tramadol durante períodos difíceis para lhes dar energia e ajudá-las a permanecer acordadas durante mais tempo (Lord et al., 2011). Algumas pessoas estão a utilizar o tramadol como remédio para a ejaculação precoce e para aumentar o prazer sexual (Salem et al., 2008).

Os resultados do presente estudo revelam que o consumo de tramadol foi significativamente mais elevado entre os homens das zonas urbanas (Figura 2), o que é coerente com os resultados de outros estudos (NIDA, 2000, Young et al., 2002, Salamoun et al., 2008, El-Sawy et al., 2010, Leatherdale e Burkhalter, 2012, e Hamdi et al., 2013). O Instituto Nacional de Abuso de Drogas dos EUA informou que os homens têm mais probabilidades do que as mulheres de ter oportunidades de consumir drogas, mas homens e mulheres que têm a oportunidade de consumir drogas pela primeira vez têm a mesma probabilidade de o fazer e de progredir do consumo inicial para a dependência (NIDA, 2000).

No presente estudo, a idade média dos dependentes de tramadol foi de (33,4 ± 8,1 anos) e a idade de início do uso de tramadol foi de 19,5 ± 1,1 anos, estudos anteriores revelaram que a idade usual de início do tramadol era de 15-20 anos (Bassiony et al., 2015 e Bassiony, 2008). A duração da dependência do tramadol foi de 12,7 ± 5,2 anos, sem associação significativa com a nefrotoxicidade, sendo este achado consistente com o estudo anterior de Atici et al. (2005).

No presente estudo, os toxicodependentes de tramadol sofrem de vários efeitos prejudiciais decorrentes da dependência do tramadol, incluindo muitas complicações médicas como náuseas, vómitos, obstipação, palpitações, tonturas, alucinações, sonhos vívidos e alterações de humor. O uso crónico de tramadol, como qualquer outro opiáceo, é capaz de afetar a saúde humana e induzir efeitos tóxicos como depressão respiratória, obstipação, náuseas, vómitos e sonolência, bem como o risco de dependência e/ou abuso de drogas (Yoshizawa et al., 2015).

Não encontrámos qualquer diferença significativa nos testes de função renal entre os toxicodependentes de tramadol e os controlos (Fig. 4). Nagaoka et al. (2002) referiram que o tramadol não afectava os testes de função renal, uma vez que não alterava o fluxo sanguíneo renal. Embora tenham registado que o tramadol aumentou os níveis séricos de nor-epinefrina que podem subsequentemente aumentar a pressão sanguínea arterial média, este aumento (360 pg/mL) foi demasiado pequeno para reduzir o fluxo sanguíneo renal.

Por outro lado, os nossos resultados (Fig. 5) demonstraram que a integridade funcional glomerular se deteriora nos toxicodependentes de tramadol, como se manifesta por um aumento significativo da microalbumina urinária em comparação com os controlos saudáveis. Também a integridade estrutural e funcional dos túbulos proximais se deteriora com a dependência de tramadol, como se manifesta por aumentos significativos dos níveis de a-1-microglobulina, LAP e NGAL em comparação com os controlos. Foi demonstrado que as drogas com potencial de abuso têm efeitos directos ou indirectos nos mecanismos fisiológicos que conduzem a disfunções e doenças dos sistemas orgânicos. Tais drogas têm sido associadas a várias síndromes renais por mecanismos variados (Kimmel et al., 2001).

No presente estudo, medimos a albumina na urina por imunoturbidimetria, utilizando anticorpos reactivos com albumina intacta. Por outro lado, pode ser utilizada a cromatografia líquida de alta pressão, mas este método mede tanto a albumina não imunologicamente reactiva como os fragmentos de albumina, o que resulta em valores mais elevados do que a imunoturbidimetria (Comper e Osicka, 2005).

A albumina é a principal proteína plasmática que é normalmente filtrada pelos glomérulos. São filtrados diariamente até 200 g/d, mas uma via de reabsorção constitutiva no túbulo proximal recupera a albumina filtrada intacta e envia-a para a circulação. Apenas pequenas quantidades de albumina intacta ou degradada são libertadas na urina (Russo et al., 2009).

A albumina presente na urina é frequentemente o primeiro indicador de danos glomerulares (El-Safty et al., 2015) e de um declínio da função renal. A albumina tem uma carga negativa a um pH fisiológico e pode ser impedida pelos resíduos aniónicos das proteínas das células endoteliais, da membrana basal glomerular ou dos podócitos (Haraldsson et al., 2008). No entanto, a presença de uma barreira de permeabilidade selectiva de carga foi contestada (Russo et al., 2002). O mau funcionamento do túbulo proximal na recuperação ou reabsorção da albumina filtrada também pode ser uma causa (Russo et al., 2009). Finalmente, alterações físico-químicas na molécula de albumina circulante podem afetar a sua permeação através da parede capilar glomerular, alterando a forma ou eventualmente a carga eléctrica (Bundschuh et al., 1992). Assim, os mecanismos subjacentes ao aumento da excreção urinária de albumina são complexos e muitas vezes difíceis de atribuir; no entanto, a disfunção das células endoteliais, uma podocitopatia, ou ambas, parecem estar subjacentes na maioria dos casos (Glassock, 2010).

O azoto ureico no sangue e a creatinina sérica são testes clínicos de rotina para a função renal. No entanto, estes parâmetros não são capazes de refletir danos renais precoces, o que foi o objetivo do presente estudo. A microglobulina é um indicador comummente utilizado na deteção clínica da disfunção tubular renal precoce. Esta proteína é filtrada através do glomérulo e completamente reabsorvida pelas células tubulares proximais. O comprometimento da absorção tubular resulta no aparecimento de microglobulina em excesso na urina, o que a torna um indicador sensível de disfunção tubular renal (Ren et al., 2015)

As alterações estruturais e funcionais das células tubulares proximais são um fator-chave que contribui para o desenvolvimento da perda excessiva de albumina na urina (albuminúria) e para um declínio da função renal (Hallan et al., 2009). Os nossos dados revelaram que os marcadores de integridade funcional e estrutural dos túbulos proximais nos toxicodependentes de tramadol estão comprometidos, tal como se manifesta por um aumento da excreção urinária de al-microglobulina, LAP e NGAL, o que sugere um comprometimento da função de reabsorção tubular proximal renal. Esta sugestão é apoiada por outros investigadores que relataram alterações histopatológicas nos glomérulos e túbulos renais devido à toxicidade crónica do tramadol em experiências com animais.

A afeção glomerular e tubular induzida pelo tramadol foi demonstrada em estudos experimentais de Elkhateeb et al. (2015) e Obed et al. (2015). Descobriram que a administração de tramadol a animais experimentais induziu múltiplas alterações histológicas sob a forma de glomérulos atrofiados com tufos colapsados, espaço de Bowman largo, degeneração, infiltrações celulares e vacuolização nas células endoteliais dos túbulos renais do rim foram observadas em ratos experimentais que receberam tramadol cronicamente durante 30 dias

Recentemente, a NGAL é considerada uma das proteínas mais precoces e mais fortemente induzidas no rim após isquémia ou nefrotoxicidade em modelos animais. É importante salientar que a proteína NGAL é facilmente detectada no sangue e na urina logo após a lesão renal em estudos pré-clínicos (Devarajan et al., 2008). Estas descobertas deram início a uma série de estudos translacionais para avaliar a NGAL como um novo biomarcador na doença renal humana. No presente estudo, a dependência de tramadol induziu um aumento da excreção urinária de NGAL, o que sugere uma perturbação da função tubular proximal renal e uma nefropatia tubulointersticial. Esta sugestão é apoiada por outros investigadores que relataram alterações histopatológicas nos túbulos renais devido à toxicidade crónica do tramadol em experiências com animais (Atici et al., 2005) e no exame microscópico post-mortem humano de um jovem doente que morreu de overdose fatal de tramadol devido a necrose tubular aguda do rim (De Decker et al., 2008).

Vários investigadores investigaram a NGAL como um biomarcador preditivo de nefrotoxicidade após a administração de contraste. Num estudo prospetivo de crianças submetidas a cateterismo cardíaco eletivo com administração de contraste, utilizando um valor de corte de 100 ug/l, a AUC para a previsão de nefropatia por contraste foi excelente para a NGAL na urina e no plasma de 2 horas. Através de análise multivariada, as concentrações de NGAL na urina e no plasma foram consideradas poderosos preditores independentes de nefropatia por contraste (Bachorzewska-Gajewska et al., 2006 e Hirsch et al., 2007).

A utilização de amostras de urina para a deteção e quantificação dos metabolitos do tramadol tem muitas vantagens, como o facto de ser não invasiva e de poderem ser facilmente recolhidos grandes volumes e um grande número de amostras (Ismaiel e Hosny, 2012).

O tramadol é rápida e extensivamente metabolizado no fígado. Os metabolitos primários O-desmetiltramadol (M1) e N-desmetiltramadol (M2) podem ser metabolizados em três metabolitos secundários adicionais, nomeadamente, N,N- didesmetiltramadol (M3), N,N,O-tridesmetiltramadol (M4) e N,O- didesmetiltramadol (M5). Apenas um destes metabolitos, o O-desmetil tramadol (M1), é farmacologicamente ativo (Ardakani e Rouini, 2007).

Este estudo destaca a distribuição das variantes alélicas do CYP2D6 entre os toxicodependentes de tramadol egípcios. 66,7% dos toxicodependentes de tramadol tinham um tipo selvagem de variantes alélicas do CYP2D6 (*1) e as variantes alélicas inactivas mais comuns eram (*4). 60% dos toxicodependentes de tramadol tinham um tipo selvagem de variantes alélicas do CYP2D6 (*1) e as variantes alélicas mutantes mais comuns eram (*4).

Foi encontrada uma diferença estatisticamente significativa nas concentrações do metabolito do tramadol; mono-O-desmetil-tramadol (M1) entre os diferentes genótipos. Além disso, a concentração mais elevada de (M1) foi registada nos genótipos homozigótico 1/1 e heterozigótico 1/M, seguidos de M/M. Estamos de acordo com Ibrahim et al. (2015), que realizaram um estudo em 100 pacientes egípcios com intoxicação aguda por tramadol. Descobriram que a CYP2D6*1 era a variante alélica mais apresentada. A CYP2D6*DUP está associada a intoxicação grave. Verificou-se uma associação significativa entre as variantes alélicas do CYP2D6 e o nível dos metabolitos do tramadol.

Na mesma linha, Halling et al. (2008) verificaram que os indivíduos com alelos mutantes CYP2D6 (por exemplo, *3,*4,*4xn,*10,*17 ou*5) tinham uma atividade enzimática mínima ou ausente com uma concentração mais elevada de tramadol. Verificaram que as concentrações de (M1) eram mais elevadas nos metabolizadores extensivos ou elevados do que nos metabolizadores fracos.

Os resultados do nosso estudo indicam uma diferença étnica na frequência dos genótipos do CYP2D6 em comparação com o que foi anteriormente referido na literatura para caucasianos, chineses, zimbabueanos e negros americanos (Rannung, et al., 1995, Evans et al., 1993, Masimirembwa et al., 1993, Wang et al., 1993 e Dahl et al., 1992). Estas diferenças podem dever-se a populações diferentes e a amostras de dimensão diferente.

No presente estudo, ao comparar casos de viciados em tramadol com nefrotoxicidade e viciados sem nefrotoxicidade em relação às variantes alélicas genotípicas do gene CYP2D6, os casos de nefrotoxicidade mostraram um genótipo selvagem 1/1 significativamente menor em comparação com viciados sem nefrotoxicidade (36,1% vs. 63,4%, p < 0,001) com uma frequência mais alta de genótipo mutante 4/4 (25% vs. 3,3%, p = 0,006). De acordo com nossos resultados (El-Safty et al., 2015), eles descobriram que os efeitos nefrotóxicos induzidos pelo vício em tramadol não estavam correlacionados com o nível de metabólito urinário do tramadol. Constataram que o tramadol induziu um comprometimento da integridade funcional e estrutural, não havendo correlação com nenhum dos parâmetros urinários medidos dos túbulos proximais.

A nefrotoxicidade induzida por opiáceos está bem documentada na literatura. Sumathi e Devaraj (2009) demonstraram que a administração crónica de morfina provoca um aumento dos níveis de ureia, ácido úrico e creatinina no soro e que o aumento dos níveis destes produtos finais do metabolismo do azoto pode dever-se aos danos causados pelo efeito a longo prazo da morfina no rim. Foi demonstrado que a morfina produz degeneração das células epiteliais tubulares com cilindros celulares no lúmen dos túbulos renais. A morfina estimula a produção de superóxido pelos macrófagos e pelas células mesangiais (Singhal et al., 1994).

A morfina inibe a glutationa redutase, o que leva a um aumento do stress oxidativo nas células e a lesões renais (Senturk et al., 2009). Está documentado que a morfina aumenta a proliferação das células mesangiais, que é um precursor da glomerulosclerose (Singhal et al., 1992). A morfina tem um efeito bimodal nas células epiteliais glomerulares (GEC). Em concentrações mais baixas, a morfina promove o crescimento das GEC, ao passo que em concentrações mais elevadas, desencadeia a apoptose destas células epiteliais. Além disso, a morfina também exerce um efeito bimodal semelhante na atividade da heme oxigenase nas GEC (Patel et al., 2003). A utilização crónica de morfina provoca anomalias estruturais nos rins, juntamente com uma regulação positiva da NOS, COX-2 e HO-1 num modelo murino de cancro (Arerangaiah et al., 2007).

Weber e colaboradores (2008) sugeriram que uma dose clinicamente relevante de morfina aumenta a patologia renal em ratinhos com anemia falciforme. Foi demonstrado que o tratamento com morfina induz a expansão glomerular, a dilatação tubular e a congestão intraglomerular e peritubular, bem como o aumento da massa renal em ratinhos com anemia falciforme. A microscopia ótica mostrou um aumento do número de células justaglomerulares e uma congestão intraglomerular extremamente elevada nos ratinhos tratados com morfina.

Os nossos resultados indicam que existe uma associação entre os metabolizadores pobres de tramadol e a nefrotoxicidade. Este facto pode ser explicado por diferentes mecanismos. O primeiro é que o próprio tramadol, e não os seus metabolitos, provou ser um tóxico direto para diferentes células e órgãos tecidulares. Por exemplo, Faria et al. (2016)

descobriram que, após a exposição a concentrações de tramadol até 60)0)LIM, a toxicidade celular foi avaliada através da avaliação do stress oxidativo, das alterações mitocondriais e metabólicas, bem como da viabilidade celular e dos mecanismos de morte através de necrose ou apoptose e da sinalização relacionada. O tramadol desencadeou diferentes efeitos tóxicos, conduzindo a um défice de energia e à morte celular. Foi demonstrado que a morte celular ocorre predominantemente por necrose, sem alterações no potencial de membrana ou na libertação de citocromo c. Estimulou a captação de glucose e a depleção de ATP, devido a alterações na expressão de enzimas do metabolismo energético.

Além disso, a exposição ao cloridrato de tramadol no cérebro do peixe-zebra induziu a produção de proteínas reactivas; a maioria delas tem funções relacionadas com o stress oxidativo, incluindo as proteínas 14-3-3, a creatina quinase BB, a ubiquitina carboxi-terminal hidrolase L-1, a ATP sintase, a proteína associada aos sinaptosomas, a tubulina e a actina. Independentemente dos danos oxidativos, outras vias afectadas incluem a apoptose, o metabolismo energético, os distúrbios de sinalização e a estrutura do citoesqueleto. A observação ultra-estrutural das mitocôndrias mostrou uma série de alterações morfológicas no caso da exposição ao cloridrato de tramadol (Zhuo et al., 2012).

Nehru e Anand (2005) referiram que a geração de espécies reactivas de oxigénio e a peroxidação lipídica são responsáveis pela nefrotoxicidade induzida pelo tramadol. A peroxidação lipídica das membranas celulares conduz à perda de fluidez das membranas, a alterações do potencial das membranas e a um aumento da permeabilidade das membranas, o que leva à fuga de enzimas e proteínas da borda da escova renal, como a microglobulina, a LAP e a NGAL, que podem progredir para a morte celular.

Outra explicação é o papel da estimulação dos receptores mu na toxicidade renal induzida pelo tramadol. Como foi demonstrado, o fenótipo dos metabolizadores CYP2D6 elevados foi associado a efeitos analgésicos mais rápidos do tramadol e a uma maior toxicidade relacionada com os mu-opióides (Niesters et al., 2013 e Kirchheiner et al., 2008).

Foi anteriormente demonstrado que a estimulação dos receptores mu não tinha qualquer papel na regulação da função renal. Kapusta et al. (1991) estudaram o efeito dos agonistas dos receptores mu opióides nas alterações da função renal. A infusão na artéria renal esquerda de veículo salino isotónico ou do agonista seletivo dos receptores mu opióides, dermorfina (0,5 nmol/kg/min), não alterou a pressão arterial média ou a frequência cardíaca. Em contrapartida, a administração de dermorfina na artéria renal esquerda produziu uma diminuição significativa da taxa de fluxo urinário no rim esquerdo e da excreção de sódio sem alterar a taxa de filtração glomerular ou o fluxo plasmático renal efetivo; a função do rim direito não foi afetada. O pré-tratamento do rim esquerdo com o antagonista dos receptores opióides naloxona, 50 microgramas/kg na artéria renal esquerda, impediu alterações na taxa de fluxo urinário e na excreção de sódio induzidas pela administração subsequente de dermorfina na artéria renal esquerda. A desnervação renal bilateral prévia aboliu as respostas antidiuréticas e antinatriuréticas à administração de dermorfina na artéria renal esquerda.

O ensaio cometa alcalino detecta quebras de cadeia única de ADN e sítios lábeis aos álcalis. Este ensaio está a ser cada vez mais utilizado para investigar os efeitos genotóxicos em estudos de biomonitorização humana (Faust et al., 2004). No presente estudo, o exame microscópico de linfócitos do sangue periférico, no grupo de toxicodependentes de tramadol, mostra células com danos no ADN e longas caudas de cometa, em comparação com linfócitos normais com ADN não danificado (sem cauda de cometa) no grupo de controlo. Comparámos ainda os casos de toxicodependentes de tramadol com genotoxicidade e de toxicodependentes sem genotoxicidade no que diz respeito às variantes genotípicas alélicas do gene CYP2D6, as frequências do genótipo CYP2D6 1/1 foram (55,56% vs. 45,83%) e 1 alelo (77,78% vs. 62,5%), enquanto o genótipo heterozigótico (M/1) foi (37,5% vs. 33,3%). Foi evidente que a presença do alelo M não estava associada à genotoxicidade entre os toxicodependentes de tramadol, sendo que o alelo M foi significativamente mais elevado nos toxicodependentes de tramadol sem genotoxicidade do que naqueles com genotoxicidade (OR (IC95%): 3,75 (1,2-

11,68), P=0,04)

Os nossos resultados indicaram que não houve associação entre os metabolizadores pobres de tramadol e a genotoxicidade. Os nossos resultados estão de acordo com Haufroid e Hantson (2015), que descobriram que os metabolizadores ultra-rápidos do CYP2D6 têm maior probabilidade de sofrer os efeitos adversos da codeína e do tramadol

Muitos estudos explicaram estes resultados; Ahmed e Kurkar (2014) mostraram que o tratamento com tramadol afecta a função testicular de ratos machos adultos, e estes efeitos ocorreram devido à produção excessiva de óxido nítrico e ao stress oxidativo induzido por este medicamento. Pode concluir-se que o tramadol não afecta diretamente a divisão celular, mas pode produzir radicais livres que, por sua vez, afectam a célula, incluindo o óxido nítrico. Este efeito foi explicado com mais pormenor por Burney et al. (1999), que descobriram que o óxido nítrico é capaz de reagir com o ADN através de várias vias. Uma vez produzido, após a conversão do óxido nítrico em anidrido nitroso e/ou peroxinitrito, pode causar a desaminação nitrosativa das bases do ADN, como a guanina e a citosina. Pode também ocorrer uma química de oxidação complexa que provoca a desaminação oxidativa de bases do ADN e de açúcares modificações.

Outros opiáceos semelhantes ao Tramadol provocam uma diminuição dos níveis plasmáticos de antioxidantes, o que pode reproduzir uma falha do mecanismo de defesa antioxidante contra os danos oxidativos. Isto significa um aumento do stress oxidativo, que, por sua vez, induzirá aberrações cromossómicas (Eatemad et al., 2016).

Awadalla e Salah-Eldin, (2016) investigaram os efeitos moleculares do tramadol no córtex cerebral de ratos. Administraram tramadol (40mg/kg b.w.) durante 20 dias sucessivos em ratos albinos machos adultos. As actividades do malondialdeído, da glutationa reduzida, da superóxido dismutase e da catalase foram medidas no soro dos grupos de controlo e tratados com tramadol. Os níveis de expressão dos genes relacionados com a apoptose; Bcl-2, Bax e Caspase-3 foram estudados nos tecidos do cérebro e dos pulmões. Registou-se um aumento significativo do nível de MDA, enquanto as enzimas antioxidantes GSH, SOD e CAT diminuíram significativamente após o tratamento com tramadol. A expressão das enzimas próapoptóticas Bax e Caspase-3 registou um aumento significativo, enquanto a enzima antiapoptótica Bcl-2 diminuiu acentuadamente, indicando que o tramadol é nocivo a nível celular e pode induzir alterações apoptóticas nos tecidos cerebrais devido ao aumento do stress oxidativo.

Abd Elkawy (2012) estudou o efeito da administração crónica de tramadol de 200 e 400 mg de tramal durante 15, 30 e 45 dias sobre os danos no ADN, medidos pelo Ensaio Cometa. Observou-se que os níveis de quebras de cadeia em células de fígado de rato expostas a tramal400mg/Kg eram significativamente mais elevados do que em células expostas a 200mg/Kg, especialmente após um longo período de administração (45 dias). As taxas de células com cauda detectadas pelo ensaio cometa aumentaram significativamente quando os ratos foram expostos a 200 e 400mg/kg de tramal em comparação com os ratos de controlo.

O tramadol aumentou a peroxidação lipídica, devido à utilização a longo prazo (Atici et al,

2005). Nas células vivas, quando a produção de espécies reactivas de oxigénio intracelular excede a capacidade antioxidante celular, pode ocorrer stress oxidativo, resultando na destruição de macromoléculas celulares como as proteínas, os lípidos e o ADN (Valko et al.,2007). O ADN é um alvo celular particularmente sensível ao stress oxidativo devido ao potencial de mutações cumulativas que podem perturbar a homeostase celular.

Nestas condições, as espécies reactivas de oxigénio podem levar à formação de quebras de cadeia simples e dupla, bem como induzir modificações químicas e estruturais nas bases de purina e pirimidina e também na 2-desoxirribose (Hazra et al., 2007).

As mitocôndrias são alvos críticos da toxicidade dos medicamentos, quer direta quer indiretamente através da formação de metabolitos reactivos. O stress oxidante mitocondrial e a formação de nitritos peróxidos conduzem a alterações estruturais das proteínas e do ADN mitocondrial e, eventualmente, à abertura de poros de transição da permeabilidade da membrana mitocondrial (MPT). A formação de poros MPT resulta num colapso do potencial da membrana mitocondrial e na cessação da síntese de adenosina trifosfato. Além disso, a libertação de proteínas intermembranares, como o fator de indução da apoptose e a endonuclease G, e a sua translocação para o núcleo, conduz à fragmentação do ADN nuclear e a danos no ADN (Yuan e Kaplowitz, 2009).

Normalmente, o metabolismo respiratório nas mitocôndrias pode desenvolver espécies tóxicas de oxigénio reativo, mas os mecanismos de defesa antioxidante celular podem repará-las. O desequilíbrio entre a produção de ROS e a defesa antioxidante celular provoca a destruição celular. Por conseguinte, os produtos radicais livres de oxigénio formados podem formar ligações covalentes com o grupo sulfidrilo livre, formando proteínas nocivas (Zhou et al., 2010).

Foi demonstrado que o tramadol induz a mono amina oxidase. A própria MAO é uma enzima H_2O_2

que gera a enzima. Por conseguinte, o aumento do volume de negócios do neurotransmissor dopamina e do seu metabolito O-metilado (3-O-metil-Dopamina) pode ser considerado como um stress oxidativo endógeno, aumentando o nível de estado estacionário de H_2O_2 e evocando a oxidação de GSH em glutatião oxidado (GSSG) (El-Baky e Hafez , 2017).

Os nossos resultados demonstraram que os toxicodependentes de tramadol apresentam um risco mais elevado de desenvolver nefrotoxicidade e genotoxicidade em comparação com os controlos, sendo que o genótipo M/M (metabolizadores pobres) prevalece nos toxicodependentes com nefrotoxicidade e não nos toxicodependentes com genotoxicidade. Isto indica claramente que a toxicidade renal induzida pelo tramadol é em grande parte induzida pelo próprio tramadol, enquanto a genotoxicidade induzida pelo tramadol é em grande parte induzida pelo metabolito do tramadol (M1).

O metabolismo do tramadol depende tanto do CYP3A4 como do CYP2D6, sendo que o metabolismo do mono-O-demetil-tramadol (M1) depende do CYP2D6. Num grupo de doentes a receber múltiplos medicamentos e tratados com tramadol em condições de estado estacionário, a concentração de M1 após correção da dose e o rácio M1/tramadol foram aproximadamente 14 vezes superiores nos doentes com uma variante alélica do CYP2D6 associada a um metabolismo extensivo do que nos metabolizadores fracos. Tanto o tramadol como o seu metabolito M1 exercem efeitos analgésicos através de mecanismos opioidérgicos (recetor ц-opioide) e através de 2 mecanismos não opioidérgicos, a inibição da recaptação da serotonina e a inibição da recaptação da norepinefrina. O M1 tem uma atividade mais potente no recetor ц-opióide, enquanto o tramadol é o inibidor mais potente da recaptação de serotonina e norepinefrina e o promotor mais potente do efluxo de serotonina e norepinefrina (Halling et al., 2008).

A norepinefrina induz vasoconstrição através da estimulação a-adrenérgica, podendo diminuir o fluxo sanguíneo dos órgãos, com o subsequente aumento da resistência vascular intra-órgão proporcionalmente maior do que a pressão de perfusão e a diminuição do fluxo sanguíneo global, particularmente no rim. Está bem provado que as infusões de norepinefrina diminuem o fluxo sanguíneo renal em condições circulatórias normais (Richer et al., 1996).

A 5-hidroxitriptamina (5-HT, serotonina) foi uma das primeiras aminas vasoactivas a ser descoberta e sintetizada. Tem havido um interesse substancial na ação renal da serotonina nas várias décadas que se seguiram à sua descoberta, mas não há indicações claras quanto à sua ação no rim ou ao seu papel na patogénese. Em parte, a dificuldade em definir o seu papel reflecte a grande variação nos relatos sobre a direção e a magnitude da resposta vascular renal, com alguns investigadores a relatarem um aumento líquido do fluxo sanguíneo renal, enquanto outros relatam vasoconstrição, ou nenhuma alteração apesar da utilização de doses substanciais (Blackshear et al., 1983).

Foram identificados dois subtipos de receptores 5-HT em células de mamíferos. Embora não tenham sido identificadas funções específicas associadas a estes receptores, foi demonstrado que os receptores 5-HT subjacentes à contração das células musculares lisas vasculares são do subtipo 5-HT2. O desenvolvimento de um antagonista do recetor 5H'l'-2 clarificou muitas das acções vasculares da serotonina: nos casos em que a serotonina induz vasoconstrição, a resposta foi bloqueada pela cetanserina, o antagonista 5HT-2. A cetanserina

possui propriedades anti-hipertensivas, restabelece o fluxo sanguíneo renal e a taxa de filtração

glomerular no rato normotenso e no rato hipertenso (van Zwieten e Chalmers, 1994).

No presente estudo, verificámos que os toxicodependentes de tramadol com CYP2D6

Os metabolizadores de tramadol têm um menor risco de genotoxicidade. Foi postulado
anteriormente que o metabolito do tramadol (M1) é um potente recetor u-opióide (Hailing et al.,
2008). As investigações actuais documentaram o papel da estimulação dos receptores opióides u nos
danos no ADN e na apoptose. Standifer e Pasternak (1997) explicaram estes efeitos através da
ativação das proteínas G, que por sua vez bloqueiam a atividade da adenilil ciclase e reduzem o
AMPc, tendo-se verificado que o AMPc inibe a apoptose induzida por danos no ADN.

O AMPc controla a proliferação, a diferenciação e a apoptose das células. Muitos

estudos demonstram que a elevação do AMPc está associada à síntese de proteínas anti-

apoptóticas e à inativação de proteínas pró-apoptóticas. A ativação do AMPc desempenha

também um papel crítico na inibição dos danos no ADN e na indução da apoptose através da

desfosforilação da p53 e, além disso, pela ativação DO NF-κB (Naderi et al., 2009).

Os agonistas dos receptores opióides, tanto os opióides exógenos, como a mophine, a

metadona e o tramadol, como os opióides endógenos, como as endorfinas e a encefalina, podem

ativar os receptores opióides. A estimulação dos receptores opióides ativa as proteínas Gi-

inibitórias, que, por sua vez, bloqueiam a atividade da adenilil ciclase, reduzindo o AMPc (Law

et al., 2000).

Friesen et al. (2013) postularam que a ativação dos receptores opióides induzida pela

metadona sensibiliza as células leucémicas para o tratamento anti-cancro e quebra a quimio e

radiorresistência nas células leucémicas que expressam receptores opióides.

Verificou-se que as células do Glioblastoma expressam receptores opióides na sua

superfície; o agonista do recetor u-opióide metadona sensibiliza as células do glioblastoma para

a apoptose induzida pela doxorrubicina. A combinação de metadona com doxorrubicina no

tratamento de células estaminais de glioblastoma resistentes induziu fortemente a apoptose,

demonstrando que o agonista do recetor u-opióide metadona sensibiliza as células estaminais de glioblastoma para a doxorrubicina e supera a quimiorresistência das células estaminais de glioblastoma.

Além disso, em células estaminais de glioblastoma, foi demonstrado que a presença de receptores μ está correlacionada com o resultado clínico. As células estaminais do glioblastoma humano são conhecidas pela sua resistência à radiação e aos fármacos quimioterapêuticos, que são responsáveis pelo fracasso das terapias convencionais (Pallini et al., 2008).

Além disso, a ativação do recetor opióide induzida pela metadona inibiu significativamente o crescimento do tumor num modelo de ratinho nu in vivo, tendo-se observado que este efeito foi bloqueado pela naloxona (Friesen et al., 2013).

A naloxona bloqueia eficazmente os receptores opióides, impedindo a resposta a opióides, opiáceos e endorfinas, o que, por sua vez, inibiu a sensibilização das células de glioblastoma à metadona para a apoptose induzida pela doxorrubicina, indicando que a ativação da via de sinalização dos receptores opióides está envolvida na indução da apoptose, bem como na sensibilização para o tratamento com doxorrubicina. Além disso, a regulação positiva do AMPc através da inibição das fosfodiesterases do AMPc reduziu a citotoxicidade do tratamento combinado de metadona e doxorrubicina em células de glioblastoma, indicando que o agonista do recetor opiáceo metadona sensibiliza as células de glioblastoma para a apoptose induzida pela doxorrubicina através da ativação dos receptores opiáceos por meio da regulação negativa do AMPc (Friesen et al., 2014).

CAPÍTULO 5

Conclusão

O polimorfismo do CYP2D6 está a afetar positivamente a disfunção renal induzida pelo tramadol e a genotoxicidade em toxicodependentes de tramadol. Este estudo demonstrou que o CYP2D6*1 (tipo selvagem) era a variante mais comum na população egípcia e que o CYP2D6*M, o alelo mutante, era predominante nos toxicodependentes de tramadol com disfunção renal, mas não nos toxicodependentes de tramadol com genotoxicidade. Encontrámos uma concentração significativamente mais elevada do nível do metabolito do tramadol (M1) nas variantes alélicas CYP2D6 *1 em comparação com as outras variantes, o que indicou claramente que a toxicidade renal induzida pelo tramadol é em grande parte induzida pelo próprio tramadol, enquanto a genotoxicidade induzida pelo tramadol é em grande parte induzida pelo metabolito do tramadol (M1). Os resultados do presente estudo estão limitados por algumas limitações, como o número relativamente pequeno de doentes estudados, especialmente na análise de subgrupos, pelo que se justifica a realização de mais estudos multicêntricos envolvendo uma amostra maior de toxicodependentes de tramadol para esclarecer a toxicocinética do tramadol em cada fenótipo específico e procurar outros marcadores genómicos interactivos importantes.

RECONHECIMENTO

Estamos gratos a todos os que contribuíram para este documento.

DIVULGAÇÃO DE INFORMAÇÕES FINANCEIRAS

Os autores declaram que este trabalho não foi financiado por nenhum patrocinador.

Conflito de interesses

Os autores declaram não ter conflitos de interesses.

Referências

1. Aarskog, N.K. e Vedeler, C.A. (2000): Reação em cadeia da polimerase quantitativa em tempo real. Um novo método que detecta tanto a duplicação da proteína 22 da mielina periférica na doença de Charcot-Marie-Dente tipo 1A como a deleção da proteína 22 da mielina periférica na neuropatia hereditária com tendência a paralisias por pressão. Hum Genet 107:494-498.

2. Abbas RA, Hammam RAM, El-Gohary SS, Sabik LME, Hunter MS. Rastreio de perturbações mentais comuns e abuso de substâncias entre os empregados de limpeza contratados temporariamente em hospitais governamentais egípcios, cidade de Zagazig, província de Sharqia. Int J Occup Environ Med 2013;4:13-26.

3. Abd El kawy L (2012): Danos ao DNA hepático e anormalidade no soro Padrão de Proteína Devido ao Uso a Longo Prazo de Tramadol em Ratos. O Egípcio Jornal de Medicina Hospitalar. 49(8):810 -826

4. Abdullah MS, Al-Waili NS, Butler G, Baban NK (2006): Hyperbaric oxygen as an adjunctive therapy for bilateral compartment syndrome, rhabdomyolysis and acute renal failure after heroin intake. Arch Med Res. ;37:559-562.

5. Abolmaged S, Kodera A, Okasha T, Gawad T, Rawson R. (2013): Uso de Tramadol no Egipto: emergência de um novo e importante problema de saúde pública. Can J Addiction Med;4:5.

6. Abrams C.A.L. (1975) Cytogenetic risks to the offspring of pregnant addicts. Addict. Dis. Int. J., 2, 63-77.

7. Ahmed M A. e Kurkar. A (2014): Efeitos do tratamento opióide (tramadol) nas funções testiculares em ratos machos adultos: O papel do óxido nítrico e do stress oxidativo. Jornal de Farmacologia e Fisiologia Clínica e Experimental;41(4): 317 - 323

8. Akabawi A. (2001): Drug abuse in the Arab world. Um perfil do Egipto. Em Images in Psychiatry. Arab Perspective (eds A.Okasha & M. Maj), pp.143150. Associação

Mundial de Psiquiatria

9. Ali AA, Wassim N M, Dowaidar M M e Yaseen AE. (2013) : Polimorfismo genético do gene CYP2D6 entre casos hipertensos egípcios. Jornal de Zoologia Básica e Aplicada 66: 228-233.

10. Ardakani, Y.H. e Rouini, M.R. (2007) : Farmacocinética do tramadol e dos seus três principais metabolitos em voluntários saudáveis do sexo masculino e feminino. Biopharm Drug Dispos.;28(9):527-34.

11. Arerangaiah R, Chalasani N, Udager AM, Weber ML, Manivel JC, Griffin RJ, Song CW e Gupta K. (2007): Opióides induzem anormalidades renais em ratos portadores de tumor. Nephron Exp Nephrol. ;105:e80-e89.

12. Arjunan V, Santhanam R, Marchewka MK. e Mohan S. (2014): Investigações quânticas químicas e espectroscópicas abrangentes (FTIR, FT-Raman, 1H, 13C NMR) do cloridrato de O-desmetiltramadol, um metabólito ativo do tramadol - um medicamento analgésico. Spectrochim Ata A Mol Biomol Spectrosc. 25; 122:315-30.

13. Atici S, Cinel I, Cinel, L, Doruk N, Eskandari G. e Oral U. (2005): Toxicidade hepática e renal na utilização crónica de opiáceos: um modelo experimental de tratamento a longo prazo. Biosci, 30 (2) : 245-252

14. Awadalla EA e Salah-Eldin AE (2016): Alterações moleculares e histológicas no córtex cerebral e nos tecidos pulmonares sob o efeito do tratamento com tramadol. Biomed Pharmacother. ;82:269-80.

15. Bachorzewska-Gajewska H, Malyszko J, Sitniewska E, Malyszko JS e Dobrzycki S. (2006): Neutrophil-gelatinase-associated lipocalin and renal function after percutaneous coronary interventions. Am J Nephrol;26:287-92.

16. Baldwin DS, Gallo GR e Neugarten J (1993). Abuso de drogas com narcóticos e outros agentes. In: Schrier RW, Gottschalk CW, editores. Dis Kidney. 5ª ed. Boston, MA:

Little Brown;.

17. Bartsch.H., Malaveille.C, Camus.A.M., Martel-Planche.G., Hautefeuille.A., Sabadie.N., Barbin.A., Kurola.T., Drevon.C, Piccoli.C. e Montesano.R. (1980) Validação e estudos comparativos de 180 produtos químicos com estirpes de S. typhimurium e células de hamster chinês V79 na presença de vários sistemas de metabolização. Mulal. Res.,76, 1-50.

18. Bassiony MM. (2008): Fases de progressão no envolvimento da toxicodependência entre gerações em Jeddah, na Arábia Saudita. Neuroscience;13: 37-40.

19. Bassiony MM., Salah El-Deen G M., Yousef U, Raya Y, Abdel-Ghani MM., El-Gohari H, e Atwa S A. (2015): Uso e abuso de tramadol por adolescentes no Egipto, The American Journal of Drug and Alcohol Abuse, 41:3, 206-211

20. Bengtsson BO, Wootton-Gorges SL, Poulain FR e Sherman MP (2003): Urinary effects of morphine in preterm infants. Ata Paediatr.; 92(2):251-3.

21. Blackshear M. A, Friedman R L e Sanders-Bush E (1983): Efeitos agudos e crónicos dos antagonistas da serotonina (5HT) nos locais de ligação da serotonina. Naunyn-Schmiede berg's Arch. Phnnnacol. 324 (2), 125-129

22. Blasiak j (2001): DNA-Damaging effect of cadmium and protective action of quercetin. Jornal polaco de estudos ambientais, 10(6):437-442

23. Brendler-Schwaab S, Hartmann A, Pfuhler S, e Speit G. (2005): The in vivo comet assay: use and status in genotoxicity testing. Mutagenesis; 20(4):245- 54.

24. Bressolle F, Rochette A, Khier S, Dadure C, Ouaki J. e Capdevila X. (2009): Farmacocinética populacional dos dois enantiómeros de tramadol e O-demetil tramadol após cirurgia em crianças. Br J Anaesth. ; 102(3):390-9.

25. Bundschuh I, Jackle-Meyer I, Luneberg E, et al. (1992): Glycation of serum albumin and its role in renal protein excretion and the development of diabetic nephropathy. Eur

J Chem Clin Biochem, 30:651 -656.

26. Burneya S, Jennifer L. Caulfielda, Jacquin C. Nilesb, John S. Wishnokb S e Tannenbauma R. (1999): The chemistry of DNA damage from nitric oxide and peroxynitrite .Mutation Research/Fundamental and Molecular Mechanisms of Mutagenesis ; 424(1 - 2):37-49.

27. Coco TJ e Klasner AE (2004): Drug-induced rhabdomyolysis. Curr Opin Pediatr.; 16(2):206-10.

28. Comper W e Osicka TM (2005): Detection of urinary albumin. Adv ChronicKidney Dis, 12:170-176.

29. Crowe AV, Howse M, Bell GM e Henry JA. (2000): Substance abuse and the kidney. Q J Med; 93:147-152

30. Dahl M.L , Johansson,I., Porsmyr-Palmertz,M., Ingelman-SundbergJvi. E SjoqvistJ. (1992): Análise do gene CYP2D6 em relação à debrisoquina e desipramina e à hidroxilação da desipramina numa população sueca. Clin. Pharmacol. Ther., 52, 12-17.

31. Dare RC, Dasgupta N, Bailey JE, Spiller HA. (2011): Interpretando o volume de chamadas do centro de veneno associado ao tramadol. Ann Pharmacother;45:424.

32. De Decker, K. ; Cordonnier, J. ; Jacobs, W. ; Coucke, V. ; Schepens, P. e Jorens, P.G. (2008): Fatal intoxication due to tramadol alone: case report and review of the literature. Forensic Sci Int. 25; 175(1):79-82.

33. Dean M (2004): Opióides em doentes com insuficiência renal e em diálise. J Pain Symptom Manage; 28(5):497-504.

34. Devarajan, P. (2008): Neutrophil gelatinase-associated lipocalin (NGAL): Um novo marcador de doença renal. Scandinavian journal of clinical and laboratory investigation Supplementum; 241:89-94.

35. Distlerath LM, Reilly PE, Martin MV, Davis GG, Wilkinson GR, et al. (1985) Purificação e caraterização dos citocromos P-450 do fígado humano envolvidos na 4-

hidroxilação da debrisoquina e na O-desmetilação da fenacetina, dois protótipos para o polimorfismo genético no metabolismo oxidativo dos fármacos. J Biol Chem 260: 9057-9067.

36. Donohoe JF, Venkatachalam MA, Bernard DB, Levinsky NG. (1978):Fuga e obstrução tubular após isquémia renal: correlações estruturais-funcionais. Kidney Int.;13(3):208-222.

37. Eatemad A. Awadalla e Alaa-Eldin Salah-Eldin.(2016): Alterações moleculares e histológicas no córtex cerebral e nos tecidos pulmonares sob o efeito do tratamento com tramadol. Journal of Biomedicine and Pharmacotherapy ; 82: 269280.

38. Eichelbaum M, Spannbrucker N, Steincke B, Dengler HJ (1979) Defeito de N-oxidação da esparteína no homem: um novo defeito farmacogenético. Eur J Clin Pharmacol 16: 183-187.

39. El-Baky AEA, Hafez MM (2017) Expressão de NOS no Stress Oxidativo, Neurodegeneração e Infertilidade Masculina Induzida pelo Abuso de Tramadol. Biochem Pharmacol (Los Angel) 6:223.

40. Elkhateeb A, El Khishin I, Megahed O, e Mazen F.(2015): Efeito do óleo de Nigella sativa Linn na hepato- e nefrotoxicidade induzida por tramadol em ratos albinos machos adultos. Relatórios de Toxicologia 39(2): 512-519 -

41. El-Safty IAM, Mohy El-Deen IE, El-Rasheed AH, e El-Ashmawy MFM (2015) Renal effects of tramadol addiction and cannabinoid abuse. Revista de Investigação em Ciências Farmacêuticas, Biológicas e Químicas, 6(1):1212-1219

42. El-Sawy H, Abdel Hay M, Badawy A. (2010): Diferenças de género em riscos e padrão de abuso de drogas no Egito. Egipto J Neurol Psychiat Neurosurg; 47:413418.

43. Evans, W.E., RellingJvl.V., Rahman A, McLeod,H.L., Scott.E.P. e Lin J-S. (1993) Genetic basis for low prevalence of deficient CYP2D6 oxidative drug metabolism in black Americans. Clin. Invest., 91, 2150-2154.

44. Falek A. e Hollingsworth.IJ. (1980a) Heroin and chromosome damage. Arq. Psiquiatria Geral, 37, 227-228.

45. Falek A., Donahoe.R.M., MaddenJJ. e Shafer,D.A. (1991) Opiates as immunosupprcssive and genotoxic agents. Adv. Exp. Med. Bwl., 288, 189-201

46. Falek,A. e Hollingsworth JJ. (1980b) Opiates and human chromosome alterations. Int. J. Addiction, 15, 155-163.

47. Falek,A., Jordan.R.B., KingJ3J, ArnolcLPJ. e Skelton.W.D. (1972) Human chromosomes and opiates. Arch. Gen, Psychiat., 27, 511-515.

48. Faria J, Barbosa J, Queiros O, Moreira R, Carvalho F, Dinis-Oliveira RJ. (2016): Estudo comparativo dos efeitos neurotoxicológicos do tramadol e do tapentadol em células SH-SY5Y. Toxicology.1;359-360:1-10.

49. Faust F, Kassie F, Knasmuller S, Boedecker RH, Mann M, Mersch-Sundermann V. (2004); The use of the alkaline comet assay with lymphocytes in human biomonitoring studies. Mutat Res. ;566(3):209-29.

50. Fawzy MM. (2010): Alguns aspectos médico-legais relativos ao abuso de tramadol: a nova praga juvenil do Médio Oriente 2010. An Egyptian overview, Egypt J Forensic Sci;1:99-102.

51. Ferguson MA, Vaidya VS e Bonventre JV (2008): Biomarcadores de lesão renal aguda nefrotóxica. Toxicologia. Mar 20; 245(3):182-93.

52. Finn W. Porter G. (2003): Urinary biomarkers and nephrotoxicity.Clinical Nephrotoxins. 2ª ed. Kluwer Academic Publishers; Massachusetts: pp. 621655

53. Fischman AK, Roisin L, Moralishvili E, AlIou P, Ross D. e RainerJ D. (1983): Clastogenic effects of heroin in pregnant monkeys and their offspring. Mutat. Res.,118,77-89

54. Fischman HK, Moralishvili E, Joy C. e Rainer J.D. (1977) Effects of prolonged administration of 'street' heroin on the chromosomes of Macaca mulatto (rhesus)

monkeys. Em Roizin.L., Shiraki.H. e Greevie.N. (eds), Neurotoxicology. Raven Press, Nova Iorque, NY, pp. 595-601.

55. Frank D, Jaehde U, e Fuhr U. (2007). Evaluation of probe drugs and pharmacokinetic metrics for CYP2D6 phenotyping. Eur J Clin Pharmacol 63, 321-333.

56. Friesen C, Roscher M, Hormann I, Fichtner I, Alt A, Hilger RA, Debatin KM, Miltner E. (2013): Sensibilização à morte celular de células de leucemia por ativação de receptores opióides. Oncotarget.;4:677-90

57. Friesen C, Hormann I, Roscher M, Fichtner I, Alt A, Hilger R e Miltner, E. (2014). A ativação do recetor opióide que desencadeia a regulação negativa do cAMP melhora a eficácia dos medicamentos anticâncer no tratamento do glioblastoma. Ciclo Celular, 13(10), 1560-1570.

58. Friesen M, O'Neill IK, Malaveille C, Garren L, Hautefeuille A, Cabral J.R.P, Lasne.C, Salajvl.,Chouroulinkov.I., Mohr.U., Turusov.V., Day.N.E. e Bartsch.H. (1985) Characterization and identification of 6 mutagen in opium pyrolysates implicated in oesophageal cancer in Iran. Mutat. Re*.,150.177- 191.

59. Friesen V, O'Neill.I.K., Malaveille.C., Garren.L., Hautefeuille,A. e BartschJ-I. (1987): Substituted hydrophenanthrenes in opium pyrolysates implicated in oesophageal cancer in Iran: structures and in vitro metabolic activation of a novel class of mutagens. Carcinogénese, 8, 1423-1432.

60. Fuhr U, Jetter A, e Kirchheiner J. (2007). Procedimentos de fenotipagem adequados para enzimas metabolizadoras de fármacos e transportadores em seres humanos e sua utilização simultânea na abordagem "cocktail". Clin Pharmacol Ther 81, 270-283.

61. Gan SH, Ismail R, Wan Adnan WA. e Zulmi W. (2007): Impact of CYP2D6 genetic polymorphism on tramadol pharmacokinetics and pharmacodynamics. Mol Diagn Ther.; 11(3):171-81.

62. Gillman, P.K. (2005): Monoamine oxidase inhibitors, opioid analgesics and serotonin

toxicity. British J Anaesth, 4: 434-441.

63. Glassock RJ. (2010): Is the Presence of Microalbuminuria a Relevant Marker of Kidney Disease? Curr Hypertens Rep., 12:364-368

64. Gong Li, Stamer Ulrike M, Tzvetkov Mladen V, Altman Russ B e Klein Teri E (2014): "Resumo do PharmGKB: via do tramadol" Farmacogenética e genómica, 24(7), 374-380

65. Gonzalez FJ, Vilbois F, Hardwick JP, McBride OW, Nebert DW, et al. (1988) 4-hidroxilase de debrisoquina humana (P450IID1): cDNA e sequência de aminoácidos deduzida e atribuição do locus CYP2D ao cromossoma 22. Genómica 2: 174-179.

66. Grishman E, Churg J, Porush JG (1976): Glomerular morphology in nephrotic heroin addicts. Lab Invest. ;35:415-424.

67. Grond, S. e Sablotzki, A. (2004): Clinical pharmacology of treatment. Clin Pharmacokinet, 13: 879-923.

68. Gupta A, Khaira A, Lata S, Agarwal SK, Tiwari SC. (2011): Rhabdomyolysis, acute kidney injury and transverse myelitis due to naive heroin exposure. Saudi J Kidney Dis Transpl. ;22:1223-1225

69. Hallan SI, Ritz E, Lydersen S, et al. (2009): Combining GFR and albuminuria to classify CKD improves prediction of ESRD. J Am Soc Nephrol, 20:10691077.

70. Halling J, Weihe P, e Brosen K. (2008): CYP2D6 Polymorphism in relation to tramadol metabolism: a study of Faroese patients. Therapeutic Drug Monitoring, 30 (3): 271-275.

71. Hamdi E, Gawad T, Khoweiled A, Sidrak AE, Amer D, Mamdouh R, Fathi H, Loza N. (2013): Prevalência ao longo da vida de álcool e abuso de substâncias no Egipto: um inquérito à comunidade. Substance Abuse; 34:97-114.

72. Haraldsson B, Nystrom J, Deen WM (2008): Properties of the glomerular barrier and

mechanisms of proteinuria. Physiol Rev, 88:451-487.

73. Haufroid V e Hantson P (2015): CYP2D6 genetic polymorphisms and their relevance for poisoning due to amfetamines, opioid analgesics and antidepressants. Clin Toxicol (Phila). Jul;53(6):501-10.

74. Hazra TK, Das A, Das S, Choudhury S, Kow YW e Roy R., (2007): Oxidative DNA damage repair in mammalian cells: a new perspective. DNA Repair, 6 (4):470-478

75. Heaton PR, Reed CF, Mann SJ, Ransley R, Stevenson J, Charlton CJ, Smith BH, Harper EJ e Rawlings JM. (2002): Role of dietary antioxidants to protect against DNA damage in adult dogs. J. Nutr.,132(6 Supp. 2); junho: 1720S-1724S.

76. Hemmelgarn BR, Manns BJ, Lloyd A, et al. (2010): Rede de Doenças Renais de Alberta: Relation between kidney function, proteinuria and adverse outcomes [Relação entre a função renal, a proteinúria e os resultados adversos]. JAMA, 301:423-429.

77. Hirsch R, Dent C, Pfriem H, Allen J, Beekman RH 3rd, Ma Q, et al. (2007): NGAL is an early predictive biomarker of contrast-induced nephropathy in children. Pediatr Nephrol; 22:2089-95.

78. http://www.economist.com/news/middle-east-and-africa/21648690-painkiller becomes-egypts-favourite-recreational-drug-pill-work-and-play, publicado em 18 de abril de 2015

79. Ibrahim SF, Ali MM, Gouda AS e Rashed LA. (2015): Associação entre a gravidade da toxicidade do tramadol e algumas variantes alélicas do CYP2D6 em pacientes egípcios intoxicados por tramadol. Emergency Med 6:303

80. Inaba T, Jurima M, Nakano M e Kalow W (1984) Mephenytoin and sparteine pharmacogenetics in canadian caucasians. Clin Pharmacol Ther 36: 670-676.

81. Irwin.S. e EgozcueJ. (1967) Chromosome abnormalities in leukocytes from LSD users. Science, 157, 313-314

82. Ismaiel, O. A. e Hosny, M.M. (2012): Desenvolvimento e validação de um método

espetrofotométrico para a determinação de tramadol na urina humana utilizando extração líquido-líquido e formação de pares de iões. Int. J. Inst. Sci. 1: 34-40.

83. Jaffe JA e Kimmel PL. (2006): Chronic nephropathies of cocaine and heroin abuse: a critical review. Clin J Am Soc Nephrol . ;1:655-667.

84. James MT, Hemmelgarn BR, Tonelli M (2010): Early recognition and prevention of chronic kidney disease. Lancet, 375:1296-1309.

85. Janssen-Ortho, Inc. Tramacet: A Product Monograph. (2005), pp. 1-36 www.janssen-ortho.com

86. Kallio J, Lindberg R, Huupponen R e Iisalo E (1988) Debrisoquine oxidation in a finnish population: the effect of oral contraceptives on the metabolic ratio. Br J Clin Pharmacol 26: 791-795.

87. Kapusta DR, Jones SY e DiBona GF. (1991): Mecanismos dos receptores mu opióides renais na regulação da função renal em ratos. J Pharmacol Exp Ther. 1;258(1):111-7.

88. Kassie F, Parzefall W e Knasmuller S. (2000): Single cell gel electrophoresis assay, uma nova técnica para estudos de biomonitorização humana. Mutat. Res. 463, 13-31.

89. Kim S Y e Moon A (2012). Nefrotoxicidade induzida por drogas e seus biomarcadores. Biomolecules & Therapeutics, 20(3), 268-272.

90. Kimmel PL, Alam S e Lew SQ. (2001): Renal disease in patients with substance abuse. In: Schena FP editor. Nephrology. Londres: McGraw-Hill; pp. 237-43.

91. Kirchheiner J, Keulen JT, Bauer S, Roots I e Brockmoller J (2008): Efeitos da duplicação do gene CYP2D6 na farmacocinética e farmacodinâmica do tramadol. J Clin Psychopharmacol 28: 78-83.

92. Kme U. (1978): Opium and oesophageal cancer in Iran. Lancet, ii, 1371-1372. Sadeghi,A., Behmard,S. e Vesselinovitch.SX). (1979) Opium: a potential urinary bladder carcinogen in man. Cancro, 43, 2315-2321

93. Koyner JL, Garg AX, Coca SG, Sint K, Thiessen-Philbrook H. e Patel UD.

et al. (2012): Biomarcadores predizem a progressão da lesão renal aguda após cirurgia cardíaca. J Am Soc Nephrol.;23:905-914

94. Kumar R, West DM, Jingree M e Laurence AS. (1999): Unusual consequences of heroin overdose: rhabdomyolysis, acute renal failure, paraplegia and hypercalcaemia. Br J Anaesth. ;83:496-498

95. Law PY, Wong YH e Loh HH. (2000): Molecular mechanisms and regulation of opioid recetor signaling. Annu Rev Pharmacol Toxicol;40:389-430.

96. Leatherdale ST e Burkhalter R. (2012): The substance use profile of Canadian youth: exploring the prevalence of alcohol, drug and tobacco use by gender and grade. Addictive Behav;37: 318-322.

97. Lee NM e Loh HH. (1975) Um estudo da ligação de analgésicos ao ácido desoxirribonucleico. Biochem. Pharmacol, 24, 1249-1251

98. Lin JH. (2007). Pharmacokinetic and pharmacodynamic variability: a daunting challenge in drug therapy. Curr Drug Metab 8 , 109-136

99. Livak KJ e Schmittgen TD. (2001): Analysis of relative gene expression data using real-time quantitative PCR and the 2(-delta deltaC(T)) method. Methods; 25:402-8.

100.   Lord S, Brevard J e Budman S. (2011): Ligação a jovens adultos: um inquérito em rede social em linha sobre crenças e atitudes associadas à utilização indevida de opiáceos sujeitos a receita médica entre estudantes universitários. Substance Use Misuse;46:66-76.

101.   Maleek M I, Faraj S A e Khalaf M M (2015): Genotoxicidade da Dactinomicina e do Tramadol na Medula Óssea de Camundongos. IJSER., 4(10): 8-14

102.   Mallappallil M, Eli J S, Friedman A. e Salifu M (2017): O que sabemos sobre os opióides e o rim? Int. J. Mol. Sci. , 18(1), 223

103.   Manner I, Sagedal S, R0ger M e Os I. (2009): Amiloidose renal em toxicodependentes de heroína intravenosa com síndrome nefrótica e insuficiência renal. Clin Nephrol. ;72:224-228.

104.   Markowitz GS e Perazella MA (2005): Drug-induced renal failure: a focus on tubulointerstitial disease. Clin Chim Ata; 351(1-2):31-47.

105.   Masimirembwa CM, Johansson I, Hassler JA e Ingelman-Sundberg M (1993): Genetic polymorphism of cytochrome P4502D6 in Zimbabwean population. Pharmacogenetics, 3, 275-280.

106.   Meyer U A. (2004): Pharmacogenetics - five decades of therapeutic lessons from genetic diversity. Nat Rev Genet 5, 669-676.

107.   Mitsnefes M, Kathman T, Mishra J, Kartal J, Khoury P, Nickolas T, et al. (2007): NGAL sérico como marcador da função renal em crianças com doença renal crónica. Pediatr Nephrol;22:101-8.

108.   Mondorf AW, Scherberich JE, Stefanescu T, Mitrou PS e Schoeppe W. (1981): Eliminação da proteína da membrana da borda em escova na urina causada por alterações tóxicas da célula tubular. ContribNephrol.;24:99-108.

109.   Naderi EH, Findley HW, Ruud E, Blomhoff HK e Naderi S. (2009): A ativação da sinalização cAMP inibe a apoptose induzida por danos no ADN em células BCP-ALL através da anulação da acumulação de p53. Sangue;114:608-18.

110.   Nagaoka E., Minami K., Shiga Y., Yasuhito Y. Uezono, M. Shiraishi, K. e Aoyama, A. (2002): Shigematsu, Tramadol não tem efeito sobre o fluxo sanguíneo renal cortical - apesar do aumento dos níveis séricos de catecolaminas em ratos anestesiados: implicações para a analgesia na insuficiência renal, Anesth. Analg. 94 (2002) 619-625

111.   Nazarzadeh M, Bidel Z e Carson KV. (2014): A associação entre o uso indevido de cloridrato de tramadol e o uso de outras substâncias na população adolescente: fase I de um inquérito prospetivo. Addict Behav;39:333- 337.

112.   Nebert DW e Russell DW. (2002): Clinical importance of the cytochromes P450. Lancet 360, 1155-1162.

113.	Nehru B e Anand P (2005): Oxidative damage following chronic aluminum exposure in adult and pup rat brains, J. Trace Elem. Med. Biol. 19: 203-208

114.	Nelson D R, Zeldin D C, Hoffman SM G, Maltais LJ, Wain HM, e Nebert DW. (2004): Comparison of cytochrome P450 (CYP) genes from the mouse and human genomes, including nomenclature recommendations for genes, pseudogenes and alternative-splice variants. Pharmacogenetics 14, 1 - 18.

115.	NIDA (Instituto Nacional de Abuso de Drogas, EUA). (2000): Gender differences in drug abuse, risks and treatment. NIDA; 15(4).

116.	Niesters M, Overdyk F, Smith T, Aarts L e Dahan A (2013): Depressão respiratória induzida por opióides em pediatria: uma revisão de relatos de casos. Br J Anaesth 110: 175-182.

117.	Novotna B J, Topinka I, Solansky I, Chvatalova Z e Lnenickova RJ. (2007): Impacto da poluição do ar e da variabilidade genotípica nos danos ao DNA em policiais de Praga, Toxicol. Let. ,172(1-2) : 37-47.

118.	Obed K A, AL- Jmor S A, e Al-Graibawi M. A. A (2015): Effects of tramadol nos parâmetros histopatológicos e bioquímicos em coelhos machos. American Journal of Biology and Life Sciences; 3(3): 85-90

119.	Pallini R, Ricci-Vitiani L, Banna GL, Signore M, Lombardi D, Todaro M, Stassi G, Martini M, Maira G e Larocca LM (2008): Análise das células estaminais cancerígenas e resultados clínicos em doentes com glioblastoma multiforme. Clin Cancer Res.;14:8205-12.

120.	Pantelias K e Grapsa E. (2011): Abuso de drogas e rim. Hippokratia. ;15:4-8.

121.	Patel J, Manjappa N, Bhat R, Mehrotra P, Bhaskaran M e Singhal PC. (2003): Role of oxidative stress and heme oxygenase activity in morphine- induced glomerular epithelial cell growth. Am J Physiol Renal Physiol. ;285:F861-F869.

122.	Pedersen RS, Damkier P e Brosen K. (2005): Tramadol como uma nova sonda para a fenotipagem do citocromo P450 2D6: um estudo populacional. Clin Pharmacol

Ther 77: 458-467.

123.   Perazella MA (2005): Nefropatia induzida por medicamentos: uma atualização. Expert Opin Drug Saf.; 4(4):689-706.

124.   Rached E, Hoffmann D, Blumbach K, Weber K, Dekant W e Mally A (2008): Evaluation of putative biomarkers of nephrotoxicity after exposure to ochratoxin a in vivo and in vitro. Toxicol Sci.; 103(2):371-81

125.   Rannung A, Alexandrie A, Persson I, e Ingelman-Sundberg M. (1995): Polimorfismo dos citocromos P450 1A1, 2D6 e 2E1: regulação e significado toxicológico. JOEM, 37, 25-36.

126.   Ren Q, Zhang Y, Yang J, Wei L, Zhao L e Yang Q. (2015): Deteção de enzimas da membrana da borda da escova renal para avaliação da lesão renal no escleredema neonatal. Jornal de Ciências Médicas do Paquistão, 31(1), 65-69.

127.   Rice EK, Isbel NM, Becker GJ, Atkins RC e McMahon LP. (2000): Heroin overdose and myoglobinuric acute renal failure. Clin Nephrol. ;54:449-454

128.   Richer M, Robert S, Lebel M (1996): Renal hemodynamics during norepinephrine and low-dose dopamine infusions in man. Crit Care Med. Jul; 24(7):1150-6

129.   Rschman.A.K., Roisin.L., Moralishvili.E., Allou.P., Ross.D. e RainerJ.D. (1983): Clastogenic effects of heroin in pregnant monkeys and their offspring. Mutat. Res., 118, 77-89

130.   Russo LM, Bakris GL e Comper WD (2002): Renal handling of albumin: a critical review of basic concepts and perspective. Am J Kidney Dis, 39:899-919.

131.   Russo LM, Sandoval RM, Campos SB, et al. (2009): Impaired tubular uptake explains albuminuria in early diabetic nephropathy. J Am Soc

Nephrol, 20:489-494.

132.   Salamoun MM, Karam AN, Okasha T A, Atassi L, Mneimneh ZN, e
Karam EG. (2008): Epidemiologic assessment of substance use in the Arab
World (Avaliação epidemiológica do consumo de substâncias no mundo
árabe). Arab J Psychiatry;19:100-125.

133.   Salem EA, Wilson SK e Bissada NK (2008): Tramadol HCL é
promissor no uso sob demanda para tratar a ejaculação precoce. J Sex
Med.,5:188- 193.

134.   Schaeffeler E, Schwab M, Eichelbaum M e Zanger, UM. (2003):
CYP2D6 genotyping strategy based on gene copy number determination by
TaqMan real-time PCR. Hum Mutat. ; 22(6):476-85.

135.   Scherberich JE, Mondorf W, Falkenberg FW, Pierard D e Schoeppe W. (1984):
Monitorização da nefrotoxicidade dos medicamentos Estimativa quantitativa dos
antigénios da borda em escova do rim humano na urina como marcador específico de
lesão tubular. Contrib Nephrol.;42:81-92.

136.   Senturk M, Irfan Kufrevioglu O e Ciftci M. (2009): Efeitos de alguns fármacos
anestésicos analgésicos na glutationa redutase de eritrócitos humanos: um estudo in
vitro. J Enzyme Inhib Med Chem. ;24:420-424

137.   Shao C, Li M, Li X, Wei L, Zhu L, Yang F, Jia L, Mu Y, Wang J, Guo Z, Zhang
D, Yin J, Wang Z, Sun W, Zhang Z e Gao Y (2011): Uma ferramenta para a descoberta
de biomarcadores no proteoma urinário: uma base de dados de biomarcadores de
proteínas de urina humana e animal com curadoria manual Mol Cell Proteomics;
10(11):M111.010975.

138.   Shen CH, Hung CJ, Wu CC, Huang HW e Ho WM (1999): Insuficiência renal
aguda induzida por rabdomiólise após overdose de morfina - um relato de caso. Ata
Anaesthesiol Sin.; 37(3):159-62

139.   Singh N P, McCoy M T, Tice R R e Schneider E L (1988): A simple technique for quantitation of low levels of DNA damage in individual cells, Exp Cell Res, 175 184-191

140.   Singh V P, Singh N e Jaggi AS (2013). Uma revisão sobre o perfil de toxicidade renal de drogas abusivas comuns. The Korean Journal of Physiology & Pharmacology, 17(4), 347-357.

141.   Singhal PC, Gibbons N e Abramovici M. (1992): A morfina tem um efeito a longo prazo na proliferação de células mesangiais e na síntese de matriz. Kidney Int. ;41:1560-1570.

142.   Singhal PC, Pamarthi M, Shah R, Chandra D e Gibbons N. (1994):Morphine stimulates superoxide formation by glomerular mesangial cells. Inflammation.;18:293-299

143.   Sistonen J1, Sajantila A, Lao O, Corander J e Barbujani G (2007) A variação genética mundial do CYP2D6 mostra uma elevada frequência de variantes de atividade alterada e nenhuma estrutura continental. Pharmacogenet Genomics 17: 93-101.

144.   Soueif MI, Youssuf GS, Taha HS, Moneim HA, Sree OA, Badr KA, Salakawi M, Younes FA. (1990): Utilização de substâncias psicoactivas entre os estudantes do ensino secundário no Egipto: um estudo sobre uma amostra representativa a nível nacional. Drug Alcohol Depend, 26:63-79.

145.   Soueif MI, Yunis FA e Taha HS (1986): Extent and patterns of drug abuse and its associated factors in Egypt. Bull Narc, 38:113-120.

146.   Spiller HA, Scaglione JM, Aleguas A, Foster H, Durback-Morris L, Scharman EJ, Baker SD. (2010): Effect of scheduling tramadol as a controlled substance on poison center exposures to tramadol. Ann. Pharmacother, 44:1016-1021.

147.   Stamer UM, Musshoff F, Kobilay M, Madea B, Hoeft A. e Stuber F. (2007): Concentrações de enantiómeros de tramadol e O-desmetiltramadol em diferentes

genótipos CYP2D6. Clin Pharmacol Ther., 82(1):41-7.

148.   Standifer KM e Pasternak GW. (1997): Proteínas G e sinalização mediada por receptores opióides. Cell Signal;9:237-48

149.   Administração Estatal de Alimentos e Medicamentos (SFDA), China. Centro nacional de controlo do abuso de drogas. Relatório anual sobre o abuso de drogas a nível nacional; 2009.

150.   Administração Estatal de Alimentos e Medicamentos (SFDA), China. Medicamento nacional

centro de monitorização do abuso. Relatório Anual do Centro Nacional de Monitorização do Abuso de Drogas; 2010.

151.   Administração Estatal de Alimentos e Medicamentos (SFDA), China. Centro nacional de monitorização do abuso de drogas. Relatório anual do abuso de drogas nacional; 2011.

152.   Administração Estatal de Alimentos e Medicamentos (SFDA), China. Centro nacional de controlo do abuso de drogas. Relatório anual do abuso nacional de drogas; 2012.

153.   Sumathi T e Devaraj NS. (2009): Efeito da Bacopa monniera na toxicidade hepática e renal no uso crónico de opiáceos. Fitomedicina. ;16:897- 903

154.   Susmita M (2014): Estudo in vitro sobre metal pesado contendo droga ayurvédica induzida Genotoxicidade em linfócitos humanos. Jornal de Biociências Globais 3(2):614-618

155.   Tice, R.R. (2000): "Single Cell Gel/Comet Assay: Guidelines for In Vitro and In Vivo Genetic Toxicology Testing". Environmental and Molecular Mutagenesis. 35:206 -221.

156.   Tietz, N. W., (1976): Textbook of Clinical Chemistry, Philadelphia W.B Saunders .

157.   Valko M, Leibfritz D, Moncol J, Cronin MT, Mazur M e Telser J. (2007):

Radicais livres e antioxidantes em funções fisiológicas normais e doenças humanas.Int J Biochem Cell Biol., 39(1):44-84

158.   van Zwieten PA e Chalmers JP (1994): Different types of centrally acting antihypertensives and their targets in the central nervous system. Cardiovasc Drug Ther 8(6): 787-799.

159.   Venkatachalam MA, Jones DB, Rennke HG, Sandstrom D e Patel Y. (1981): Mechanism of proximal tubule brush border loss and regeneration following mild renal ischemia. Lab Invest.;45(4):355-365.

160.   Wang SL, Huang J, Lai MD, Liu H e Lai Jr fL. (1993): Base molecular para a variação genética na hidroilação da debrisoquina em indivíduos chineses: polimorfismo em RFLP e sequência de DNA do CYP2D6. Clin. Pharmacol.
Ther., 53, 410-418.

161.   Wang SQ, Li CS e Song YG (2009): Síndrome de disfunção de múltiplos órgãos devido apenas à intoxicação por tramadol. Am J Emerg Med.;27(7):903.e5- 7.

162.   Watson W, Litovitz TL. Klein-Schwartz W, Rodgers GC, Youniss J e Reid N. (2004):. Relatório anual da Associação Americana de Centros de Controlo de Intoxicações Sistema de Vigilância da Exposição a Tóxicos (Ultram). Am. J. Emerg. Med., 22. 335-404

163.   Weber ML, Farooqui M, Nguyen J, Ansonoff M, Pintar JE, Hebbel RP e Gupta K. (2008): Morphine induces mesangial cell proliferation and glomerulopathy via kappa-opioid receptors. Am J Physiol Renal Physiol. ;294:F1388-F1397

164.   Weinshilboum R (2003): Inheritance and drug response. N Engl J Med 348: 529-537.

165.   Yoshizawa K., Kawai K., Fujie M., Suzuki J., Ogawa Y., Yajima T. e Yokomori J. (2015): Overall safety profile and effectiveness of tramadol hydrochloride/acetaminophen in patients with chronic noncancer pain in Japanese real-

world practice, Current Medical Research and Opinion, 31:11, 2119-2129

166.   Young SE, Corley RP, Stallings MC, Rhee SH, Crowley TJ e Hewitt JK. (2002): Substance use, abuse and dependence in adolescence: prevalence, symptom profiles and correlates. Drug Alcohol Depend;68:309-322.

167.   Yu A M, Granvil C P, Haining R L, Krausz K W, Corchero J. e Kupfer, A. (2003). The relative contribution of monoamine oxidase and cytochrome p450 isozymes to the metabolic deamination of the trace amine tryptamine. J Pharmacol Exp Ther 304, 539-546.

168.   Yuan L e Kaplowitz N. (2009): Glutationa em doenças hepáticas e hepatotoxicidade. Mol Aspects Med., 30(1-2):29-41.

169.   Zanger U M. e Schwab M (2013): Enzimas do citocromo P450 no metabolismo de drogas: Regulação da expressão genética, actividades enzimáticas e impacto da variação genética. Farmacologia e Terapêutica 138:103-141

170.   Zanger U. (2008): The CYP2D Subfamily. In C. Ioannides (Ed.), Cytochromes P450: role in the metabolism and toxicity of drugs and other xenobiotics (pp. 241 -275). Sociedade Real de Química

171.   Zanger U M, Turpeinen M, Klein K e Schwab M. (2008): Farmacogenética funcional/genómica dos citocromos P450 humanos envolvidos na biotransformação de fármacos. Anal Bioanal Chem 392,1093-1108

172.   Zhou ZD, Lan YH, Tan EK e Lim TM (2010): Iron species- mediated dopamine oxidation, proteasome inhibition, and dopaminergic cell demise: implications for iron-related dopaminergic neuron degeneration. Free Radic Biol Med 49: 1856-1871.

173.   Zhou SF (2009): Polimorfismo do citocromo P450 2D6 humano e seu significado clínico: parte II. Clin Pharmacokinet 48: 761-804.

174.   Zhuo HQ, Huang L, Huang HQ e Cai Z. (2012): Efeitos da exposição crónica ao tramadol no cérebro do peixe-zebra: um estudo proteómico. J Proteomics, 18;75(11):3351-64.

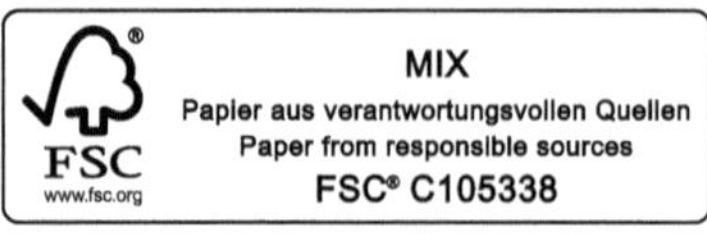

Printed by Books on Demand GmbH, Norderstedt / Germany